仙鹤大叔心仪的小妙方

张文鹤 讲
小儿护肤有妙方

张文鹤 ◎著

U0383882

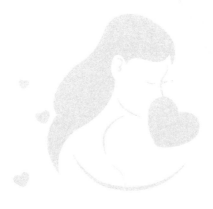

湖南科学技术出版社

图书在版编目（ＣＩＰ）数据

张文鹤讲小儿护肤有妙方 / 张文鹤著. —长沙：湖南
科学技术出版社，2021.10
（仙鹤大叔心仪的小妙方）
ISBN 978-7-5710-1226-7

Ⅰ. ①张… Ⅱ. ①张… Ⅲ. ①小儿疾病－皮肤病－
验方－汇编 Ⅳ. ①R289.57

中国版本图书馆 CIP 数据核字(2021)第 186748 号

ZHANG WENHE JIANG XIAO'ER HUFU YOU MIAOFANG

张文鹤讲小儿护肤有妙方

著　　者：张文鹤
出 版 人：潘晓山
责任编辑：李　忠
文字编辑：杨　颖
出版发行：湖南科学技术出版社
社　　址：长沙市芙蓉中路一段 416 号泊富国际金融中心
网　　址：http://www.hnstp.com
湖南科学技术出版社天猫旗舰店网址：
　　　　　http://hnkjcbs.tmall.com
邮购联系：0731-84375808
印　　刷：湖南天闻新华印务有限公司
　　　　　（印装质量问题请直接与本厂联系）
厂　　址：长沙市望城区星城镇星城大道湖南出版科技园
邮　　编：410219
版　　次：2021 年 10 月第 1 版
印　　次：2021 年 10 月第 1 次印刷
开　　本：880mm×1230mm　1/32
印　　张：8.25
字　　数：168 千字
书　　号：ISBN 978-7-5710-1226-7
定　　价：60.00 元

鹤叔的"私心杂念"
——自序

我25岁那年,师傅和我说过一句话:"小子,让病人花100块钱挂你的号不叫本事,100块钱以内把病治好了才叫本事。"这话醍醐灌顶,让我时刻谨记,并立志在以后的职业生涯中必精益求精。因此,我也产生了一些"私心杂念":让患者花最少的钱把病治好;让最缺钱的人也能看得起病;能在家治的情况下可以不跑医院;让大多数人听懂科普;让那些纠结的问题得到科学的答案。

星光不负赶路人,幸运也不舍得与努力的人擦肩而过。从医这些年,鹤叔一直为自己的"私心杂念"而奋斗。两年前,出于对新媒体的好奇,我尝试玩了一下抖音,把自己在临床上遇到的病案用简短的、老百姓能听懂的话讲出来。当时就想自己讲的方法谁相信谁就拿去用,没想到竟得到很多患者的关注与支持,这也成了我坚持"玩"下去的动力,这一"玩"就是两年多。更没想到的是,在较短的时间内就积粉两千多万,这让我甚是吃惊。原来我积累的这些有关诊治皮肤病的健康知识,有这么多人需要。

粉丝们对于医学科普的需求是迫切的,更希望是精准和科学的。鹤叔的第一本科普图书《张文鹤护肤指南》一面世就销售一空,且多次断货。这也让我深刻了解到,现在仍有一些条件有限的地区需要这些科普知识。感谢大家的支持与厚爱,这也让鹤叔更坚定将传播科普这件事做到更好。与此同时,鹤叔的私信也被宝妈/宝爸们的留言淹没,希望鹤叔能出一本专门解决小儿皮肤问题的科普图书。在大家的催促与期待中,鹤叔更不敢松懈,加班加点多次打磨,终于完成并等到了这本书的面世。

在这本书里，我会通过一个个真实的门诊案例，告诉宝妈/宝爸们，孩子得了皮肤病后不用太紧张，也不用太自责，用最简单科学的办法，尽可能花最少的钱把病治好。比如，哪些病不用跑医院，用哪些方法在家就可痊愈；哪些病必须去医院，找专业大夫才能治好，因为它可能传染或私自用药会很危险；像胎毛要不要剃这种让宝妈/宝爸们纠结的问题，会有一个科学的答案。面对花样繁多的小儿皮肤病，我会告诉大家该怎么做，更重要的是告诉大家不能怎么做。

我的语言表达风格，自我感觉还不错，耐心也是有的，应该能给大家讲明白。这一点我很在意，因为有很多人问我，啥叫10%的尿素霜？所以我认为，讲科普就要不嫌麻烦，否则大家听不懂，有什么用？本书中所讲的内容，相信绝大多数人都能看明白。因为只有这样，我才没有白讲，大家也才能真正解决问题。

这是一本送给儿童的书，更是送给宝妈/宝爸们的礼物，尤其是新手宝妈/宝爸们。在新书出版之际，要感谢所有对此书出版给过帮助的朋友、亲人，感谢粉丝们对鹤叔的支持与信赖。

希望这本书能帮到更多的人，也欢迎大家继续在抖音平台和我互动，让我把更多的护肤常识分享给大家，让大家在皮肤疾病防治方面少踩些坑、少走些弯路、少花些钱，帮助更多的孩子健康成长。

最后，让鹤叔的"杂念"再泛滥一下：因为有人说，鹤叔呀，你在抖音做科普，圈粉2000多万，真是太火了。其实鹤叔想说，哪天中国最偏远的农村，最缺钱的病人，都用这些方法受益了，那时候，哪怕我一个粉丝都没有，我才是真的火了，否则一切数字都是浮云。

鹤叔的快乐很简单：你受益，我开心。

张文鹤

2021年8月

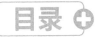

目录

皮肤基础知识篇

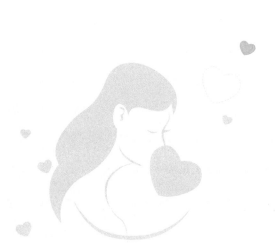

给娃护肤是个技术活儿，方法之外理论先行

如今，科学育儿理念已深入人心，多数新手家长在养育孩子前，几乎人手一本育儿书，恨不能把每个可能遇到的问题都琢磨透，认真劲儿堪比上学时备考。当他们以为自己经验值"爆表"、信心满满地迎接新生命时，却发现在带娃这个"游戏"里，"怪兽"多到打不完。

如果说育儿之路荆棘密布，那么首先让家长们感到头大的，或许就是宝宝的护肤问题。多数新手家长遇到的首个健康难题，可能就是"难缠"的湿疹。见到孩子脸上密密麻麻的红疹子，家长瞬时慌了神，立马抱起宝宝就往医院跑；抑或听信商家宣传，给孩子涂抹所谓的"网红面霜"，结果湿疹没退，反而添了其他问题……

行医多年，像这样的新手家长，鹤叔见过很多。他们爱孩子的心让人感动，只可惜这份爱里，少了点理性与科学。

鹤叔在抖音上做科普，已经有几年了，很多粉丝给我留言、发私信，其中多数都是家长，他们急切地向我咨询孩子的皮肤病。从

一些提问上就可以看出，对于很多婴幼儿的皮肤问题，大多数家长都存在认知盲区。很多家长一上来就向我要妙方，方法固然重要，但方法之外，首先应搞清楚我们要护理的对象——宝宝的皮肤到底是什么样的，然后针对具体问题找到科学的对策，这才是正确的解决问题的思路。

下面，鹤叔归纳出婴幼儿皮肤的四大特点，带各位新手家长从宏观上了解一下，为啥宝宝的皮肤总爱出问题。

特点 1：皮肤薄而且容易干燥
对策：要特别注重日常保湿

婴幼儿身体尚处在发育阶段，各个器官都还不太成熟，其中也包括人体面积最大的器官——皮肤。我们的皮肤就像一堵"城墙"，帮我们抵御外界的各种"有害分子"，但宝宝的"城墙"比大人的要薄很多。

人体皮肤从外到内，可以分为 3 部分：表皮层、真皮层、皮下组织。位于表皮层最外面的，是能起到抗磨损作用的角质层，成人的角质层由多层细胞组成，而宝宝的则是由单层细胞组成。孩子真皮层中的胶原纤维也很稀少、缺乏弹性，因此宝宝皮肤的厚度只有成人皮肤厚度的 1/10。此外，宝宝的皮下脂肪少，极易流失水分，所以皮肤很容易干燥、起皮。

婴幼儿的皮肤又薄又干，很容易被外界有毒或刺激性的物质所伤害。而且，他们的皮肤缺乏抵御干燥的能力，倘若保湿不到位，宝宝的皮肤就可能干、红、痒，还可能出现过敏症状。

要想保护好宝宝薄薄的皮肤，做好日常护肤十分重要，需要给宝宝涂抹质地温和、无刺激性的婴幼儿专用保湿乳液，以维持肌肤水油平衡。

特点 2：调节体温能力不足
对策：用爽身粉保持皮肤干燥

婴幼儿皮肤的汗腺和血管尚处于发育中，当其所处环境温度升高时，孩子不能通过皮肤血管扩张来散发体内的热量，只能靠排汗带走热量，即通过还未发育成熟的汗腺管将汗液排出。不过，一旦汗腺管被堵，汗液无法被正常排出，就会出现痱子等不适症状。

爽身粉能让皮肤保持干燥、清洁，防止内衣或尿布对皮肤的摩擦，有效防止痱子。当环境温度升高，或宝宝排汗较多时，家长们就要给孩子用上爽身粉。婴幼儿在洗浴或进行局部皮肤清洗后，用上一些婴儿爽身粉，可有效保护皮肤。家长也可以买一块吸汗巾，放在"汗宝宝"的后背、前胸等容易出汗的地方，当然吸汗巾被汗液浸湿后要及时更换、晾干。

特点 3: 更容易吸收有害物质
对策: 注意环境清洁、卫生, 适时消毒

成人皮肤的平均表面积为 18000 平方厘米, 平均体重为 65 千克, 二者之比为 270∶1; 而婴幼儿皮肤的平均表面积为 2500 平方厘米, 平均体重为 5 千克, 二者之比为 500∶1。也就是说, 相比成人, 宝宝的皮肤在人体内占比更多, 因此在接触同样剂量的刺激物或毒性物质时, 宝宝的皮肤会比成人吸收得更多, 孩子对这类物质的反应也会更强烈一些。

基于此, 要保持宝宝生活环境的清洁、卫生, 孩子的日常用品要勤洗、勤晒, 入口的东西要定期消毒, 消毒方式最好选择高温蒸煮, 且要达到 10 ～ 15 分钟才有效。此外, 要特别注意家居环境中的动植物, 不要养带有刺激性气味的室内绿植, 也最好在孩子 3 岁前不要养猫、狗等宠物, 以免其身上的带病菌传染给孩子。

特点 4: 皮肤喜酸不喜碱
对策: 避免使用碱性洗护用品

成人皮肤表面的氢离子浓度指数(pH 值)为 5 ～ 5.5, 是一个酸性环境, 具有抵抗微生物入侵的作用。可是, 宝宝尤其是新生儿皮肤表面的 pH 值偏中性, 其不能很好地抑制皮肤表面微生物过度增

殖。因为缺少酸性物质，婴幼儿的皮肤也就更容易受到肥皂等碱性物质的侵袭。

因此，在为宝宝挑选洗护用品时，家长们最好选择酸碱度偏弱酸性或者中性的婴幼儿专用产品，而成人的洗浴用品大多呈偏碱性，千万别给宝宝使用，防止孩子皮肤保护膜遭到破坏，被细菌侵蚀而发生感染。

同时，家长们也要注意洗澡水的温度和洗澡的时长，一般建议每次洗澡控制在 5 ～ 10 分钟，洗得过久会洗去皮肤表面的脂质，洗澡水过烫则会软化角质层，不利于维持皮肤的屏障功能和酸性环境。

总之，婴幼儿的皮肤不同于成人，其单薄且容易干燥、调节体温能力低、较难抵抗外界侵袭、容易对外界不良刺激起反应，因此他们的皮肤很有可能会出现起皮、出疹子等现象。作为家长，一定要保持警惕，给宝宝创造一个舒适干净的环境，避免宝宝皮肤受到伤害。

鹤叔护肤妙方篇

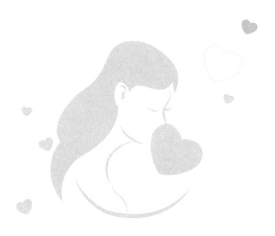

疹子那些事儿

新生儿脸上的小红点是什么

朋友家的孩子出生了，作为新手家长的他们烦恼可真不少，昨天为孩子吐奶的事情发愁，今天又要为孩子拉肚子的事情担忧。

有一天，这位朋友给我打电话，着急地说："孩子的脸上突然冒出一些小红点，还哭闹得厉害，这是怎么回事呀？"

据经验而谈，新生儿皮肤上出现的小红点大都是湿疹，但这个孩子具体是什么症状还要等我亲自查看皮损后才能断定。为此，我特意跑到朋友家为孩子做检查。

我一看，孩子脸上的小红点已经变成一片一片的，有的皮损处都脱屑了。我用手轻轻摸了摸，孩子的面部皮肤像砂纸一样粗糙。孩子之所以不断哭闹，可能是皮肤瘙痒导致的。

朋友告诉我："孩子一喝奶小红点就变多了，难道是对奶过敏吗？"

"这不是过敏，而是孩子皮肤娇嫩长湿疹了。"我告诉朋友。

婴儿的皮肤角质层比成人的薄很多，所以皮肤比较敏感，遇到各种刺激因素都有可能出现湿疹、皮炎等。有的婴儿接触汗液、乳汁、唾液时皮肤都会有湿疹反应。

有一年夏天，一位宝妈抱着3个月大的孩子来诊室看病，孩子的双颊和口周部位的皮肤出现一些小红点，这就是典型的婴儿面部湿疹。

这个孩子的湿疹是怎么出现的呢？原来是宝妈抱孩子的方式出现了问题。这个孩子3个月大了，宝妈更习惯竖着抱孩子，孩子的脸和口周总是贴着宝妈的肩膀，孩子流出的口水和宝妈肩膀处渗出的汗液混合在一起，都沾到了孩子的皮肤上，久而久之孩子的面部皮肤就长出了湿疹。

所以，宝妈竖抱孩子时应在自己的肩膀处放一块干净、柔软的毛巾。毛巾通风又吸汗，孩子的小脸贴上去就不容易长湿疹了。

有的孩子天生就是过敏体质，皮肤非常敏感，很容易长湿疹。比如，有的妈妈用母乳喂养孩子，结果自己吃点儿海鲜孩子的脸上就长小红点，这是因为孩子对海鲜过敏。对于过敏体质的孩子，母乳喂养的宝妈一定要注意自己的饮食，不要吃辛辣、刺激性强的食物，以免引发孩子的皮肤疾病。

过敏体质的孩子不仅容易对食物过敏，对外部因素也非常敏感。比如，有的孩子对花粉、皮屑、尘螨等过敏，宝妈抱着孩子去户外玩一会儿，回家后孩子的脸上就会长湿疹。有的孩子对温度过敏，天气太冷或者太热，他们的皮肤就会长小红点。有的孩子对化妆品过敏，如果不小心碰到成人脸上、手上的化妆品，皮肤就会出现湿疹。

饮食不当也会导致孩子患上湿疹。尤其是夏季天气炎热，孩子的脾胃功能下降，如果饮食太多就会消化不良，引发急性湿疹等。

引起宝宝湿疹的因素

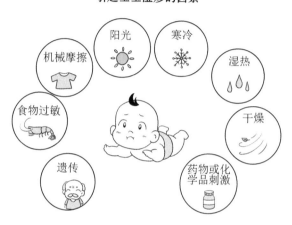

孩子长湿疹怎么治疗呢？这要看孩子的具体症状了。如果孩子的湿疹有明显的红肿症状，还有一些渗出液，就要选择冷敷的治疗方式。如果孩子的湿疹出现水疱或者有糜烂现象，就要用油剂一类的药物。如果孩子长了红斑或者丘疹，可以用相应的乳剂、洗剂等。如果孩子的症状较轻，即便不用治疗也能自愈，不过宝妈们要帮孩子做好皮肤清洁。

无论孩子的湿疹情况如何，家长都要带孩子去医院诊治。医师会根据孩子的具体情况提出合理的治疗方案，有助于孩子尽早恢复健康。

● 孩子患有湿疹，家长要经常把孩子的被褥拿到阳光下晾晒，给被褥杀菌、除湿，可以有效防止孩子的皮损处感染细菌。

● 孩子皮肤敏感，家长要为孩子挑选面料柔软、刺激性小的棉织衣物，而且要挑选婴儿洗衣液为孩子清洗衣物，为了减少洗衣液的残留物，洗衣服时要多漂洗几次。

● 孩子能吃辅食后，家长要按照先少后多的方式给孩子增加食物的品种和食量。尤其是给孩子吃鸡蛋时，要先让孩子吃蛋黄，因为蛋白不易消化，容易引起孩子消化不良，甚至长出湿疹。

● 孩子长湿疹后，家长尽量让孩子多喝温开水，每次少喂一些，每天多喂几次，这样可以更好地帮助孩子补充水分，同时促进身体的新陈代谢，有利于湿疹的好转。

新生儿鼻子上的黄白色小疹子是湿疹吗

有位新手宝妈发现，她家孩子的鼻头和鼻翼两侧长着一些黄白色的小点，用手一摸，就像一颗颗小痘痘。孩子有时还用小手抓挠鼻子，她担心这是湿疹，于是带着孩子来诊室找我。

"医生，您看我家孩子的鼻子上长的是什么？是湿疹吗？"

我看了看孩子鼻子上的小疹子，说："这是粟粒疹，很多新生儿的鼻子上都有。"

"严重吗？需要治疗吗？"宝妈问道。

"不用治疗，过一阵子就会脱落了。"

新生儿粟粒疹不是疾病，不需要特别处理，一般四五个月就能自己消退。那么，新生儿的鼻子上为什么会长粟粒疹呢？

粟粒疹是皮脂堆积形成的小疹子。当皮脂腺分泌的皮脂较多时，皮脂们就使劲儿拥挤着从皮肤毛孔中钻出，一些走运的顺利钻出了毛孔，那些挤不出去的就只好滞留在皮肤表面。皮脂越积越多，渐渐堆成一座小山丘，就变成了粟粒疹，所以粟粒疹大都是高于皮肤表面的。粟粒疹颗粒较小，一般只有针头那么大，经常分布在鼻尖、鼻翼两侧，有时也会出现在脸颊和额头上。

孩子出现粟粒疹也是件好事，因为这说明孩子的皮脂腺已经发育成熟，开始分泌皮脂了。有皮脂的保护，孩子的皮肤会更加光滑、润泽。虽然新生儿皮脂腺的分泌功能还不太稳定，分泌了太多皮脂让孩子出现粟粒疹，但随着孩子年龄的增长，皮脂腺会越来越成熟、稳重，学着分泌出适量皮脂保护孩子的皮肤。

有的宝妈把粟粒疹当作粉刺，时不时轻轻用手将这些黄白色小颗粒中的物质挤出来。她们以为这样能让孩子的粟粒疹快点消失，可没想到粟粒疹是没了，孩子受挤压部位的皮肤却发炎了。皮肤炎症可以很快治好，但鼻子皮损处留下的瘢痕却不易消失。

有的宝妈不敢用手挤压粟粒疹，但为了快点消灭这些小颗粒，也想了很多办法，如在没有医嘱的前提下给孩子涂抹药膏。鹤叔要提醒大家，很多外用药膏都含有激素，孩子吸收这些激素后内分泌系统会受到破坏，这就得不偿失了。

总而言之，治疗粟粒疹的最佳药方就是等待。只要家长们不胡乱治疗，这些小颗粒就会慢慢脱落消失。

鹤叔教你护肤妙方

• 孩子长了粟粒疹，要更加重视皮肤清洁。对于鼻尖等出现粟粒疹的部位，要用蘸水的柔软纱布轻轻擦洗，不能擦破孩子的皮肤，以免引起皮肤感染。洗脸时水温最好控制在38℃左右，过冷或者过热都会刺激孩子的皮肤，引起其他的皮肤问题。

• 孩子长了粟粒疹，要让其皮肤保持湿润、清爽。室内要经常通风散热，给孩子穿的衣服要宽松透气，而且尽量避免让孩子出汗太多，因为包括粟粒疹在内的很多皮疹受到汗液的刺激后都不容易好转。

●家长要注意，不能让孩子抓破粟粒疹，否则很容易引发皮肤感染，而且皮损处很可能留下瘢痕，影响孩子容貌的美观。

小儿特应性皮炎要怎么治疗

一天，有个宝妈抱着孩子来诊室找我，说："医生，我家孩子的脸上反复长一块块的红斑，又疼又痒，孩子一边哭一边抓挠，这可怎么办呀？"

我仔细观察孩子的皮损部位，确定是特应性皮炎。

特应性皮炎又叫异位性皮炎、特应性湿疹、遗传过敏性皮炎。鹤叔很负责任地告诉大家，它可不是无关痛痒的小毛病，而是一种具有遗传性的过敏反应性皮肤病，堪称"皮肤病中的战斗病"。

这种病很容易发作，花粉、灰尘、霉菌、香水、杀虫剂、宠物、烟草等都有可能激活它，连鸡蛋、巧克力、牛肉等食物也会让它活跃起来。一旦病发，患儿的皮肤会出现红斑、红疹，皮损处瘙痒难耐，年龄较小的孩子总会忍不住抓挠患处，让皮损更加严重。个别特应性皮炎患儿还会出现鱼鳞病、毛周角化等皮肤症状，有的孩子还伴有过敏性鼻炎（学名为变应性鼻炎）、哮喘等疾病。

更让人恼火的是，这种疾病经常复发。孩子一旦患上了，家长们就要做好打持久战的准备。

特应性皮炎并不罕见，据权威数据显示，全球儿童患病率接近20%，国内儿童患病率约为3%。很多一线的皮肤科医师认为，特应性皮炎的儿童患病率还在不断上升。

看着孩子粉嫩的小脸上长着一片片的红斑，宝妈们非常心疼，都在追着问我如何根治。说实话，目前医学界还没有找到根治这种疾病的方法。不过，大多数患儿的症状都较轻，只要进行正规治疗、日常护理得当，病情都能得到较好的控制。

这种疾病专门伤害免疫力较低的幼儿。不过，随着孩子不断长大，免疫力逐渐增强，它也就无法再给孩子的健康带来太大的威胁了。据临床数据分析，大约60%的患儿在7岁左右症状会明显减轻，大约70%的患儿在16岁左右症状接近痊愈，有的患儿成年后症状就完全消失了。

那么，如何治疗才能控制特应性皮炎的病情呢？鹤叔有妙方。一旦发现孩子出现特应性皮炎的症状，您可以根据医嘱给孩子服用抗组胺药物如扑尔敏（学名为马来酸氯苯那敏片）、开瑞坦（学名为氯雷他定）、息斯敏（学名为阿司咪唑）等。一般情况下，鹤叔会向患儿推荐不良反应较少的扑尔敏。

使用扑尔敏时，宝妈们要按照医嘱按时、按量给孩子服药。同时也要注意观察孩子的病情，及时与医师沟通孩子服药后的反应，可以帮助医师更准确地为孩子加减药量。服用扑尔敏有止痒的效果，待孩子的皮肤不再瘙痒，病情稳定1周左右，宝妈就要与医师沟通减药量的细节。药量把握得好，孩子的病情得到控制后，一般2个月之内就可以停药了，即便孩子的症状比较严重，3个月左右也可以停药了。

如果家长们还不放心，也可以给孩子的患处涂抹一些带"松"字的药膏，或者把这类药膏和凡士林进行1∶1混合之后涂抹于孩子的皮损处。

家长们注意，治疗特应性皮炎要有耐心，至少要让孩子的皮肤瘙痒症状消失半年，才算控制病情了。这是为什么呢？因为孩子的身体正在生长发育，免疫系统也在成长，细胞大约半年就能更新完毕，当孩子的皮炎在半年内不出现恶性循环，病情也就得到控制了。

治疗特应性皮炎，除了用药之外，家长们还要帮孩子提高免疫力。鹤叔的建议是，带孩子见风见雨见太阳，在自然界多锻炼，只要孩子能承受就行。孩子的免疫力提高了，也就不会轻易患上各种疾病。

鹤叔教你护肤妙方

● 家长要避免让孩子食用引发过敏症状的食物。孩子具体对哪些食物过敏呢？大家可以带孩子去医院做过敏原（学名为变应原）检测得知。

● 孩子患有特应性皮炎，家里尽量不要养宠物，以免孩子对宠物身上的毛发、细菌等过敏而引发皮肤疾病。

● 增加户外活动能提高孩子的免疫力。但是，如果孩子的皮肤比较敏感，即便是在阳光并不强烈的春天，外出活动时也要做好防晒措施，否则很容易诱发皮肤疾病。

● 如果孩子的特应性皮炎比较严重，家长们一定要带孩子找皮肤科医师进行症状评级，症状达到六级以上的，就需要用"免疫周期调节法"进行脱敏治疗。这种方法是让患儿慢慢接触过敏原，使得患儿的免疫系统逐渐熟悉过敏原并对其产生免疫。脱敏治疗的时间较长，一个疗程最少也要两三年，具体治疗方案需要家长们遵医嘱进行。

干燥性湿疹，不能不管

要说新生儿常见病，湿疹恐怕能位列第一，老话说"十个娃娃九个湿疹"。我们常见的湿疹，多为湿性湿疹，但其实还有一类湿疹是干性的。干燥性湿疹属于乏脂性湿疹，它是由皮肤缺水或皮脂分泌过少所致，尤其多发于干燥的冬季。

痒，是干性湿疹的主要表现。一般白天还好，通常到了晚上，一脱衣服孩子就会使劲抓、挠解痒，有时皮肤都被抓破了。而且，孩子挠、抓患处时还会掉白屑、起红疙瘩，而到了后半夜红疙瘩消失。如果家长看到孩子有如上表现，就可以判定宝宝得了干燥性湿疹。

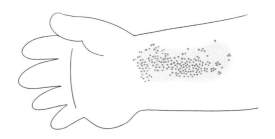

因为湿疹很常见，也不会太影响生活，一些家长会不予处置，导致病情被延误。

鹤叔曾接诊过一个孩子，他几乎每天晚上洗完澡后，小腿就开始痒，而且一抓就起红疙瘩，但孩子妈妈并未将其当回事，一个多月都没采取任何治疗措施，任凭孩子痒了就乱抓。结果，湿疹从小腿长到大腿，到最后蔓延至全身。此外，有些孩子的毛囊炎也是由干燥性湿疹发展来的。

其实，只要一支凡士林，早晚各涂一次，就能有效治疗干燥性湿疹，孩子根本不用受那么多罪。在涂的时候，尤其是小腿、小臂这些皮脂腺少、容易干的地方，家长要给孩子格外多涂一些。

在护理上，除遵医嘱外，鹤叔叮嘱家长，要减少对患儿皮肤的刺激，比如给他们穿纯棉、宽松的衣服，少用肥皂等化学品清洁衣物，缩短日晒时长；有条件的家庭，可以在室内适当多开加湿器，保持室内空气湿润。

此外，家长们要格外注意，在干燥的冬季，要尽量降低洗澡频次，一天最多洗一次，最好2～3天洗一次，因为清洁次数越多，宝宝身上的油脂就会被洗掉越多，从而让孩子的皮肤更加干燥。洗澡时，家长应稍微调低洗澡水温度（37℃为宜）；沐浴后，要尽快给孩子涂上护肤霜，减少水分流失的可能。

鹤叔教你护肤妙方

● 对于预防湿疹，鹤叔这里要"敲黑板"——日常护理非常关键，而且最重要的就是保湿。对于保湿产品的选择，鹤叔建议，最好通过正规渠道购买大品牌、知名度高的产品，安全性往往更有保证。需要提醒的是，保湿产品只是作为宝宝皮肤的日常护理，并没有治疗湿疹的作用，不能代替药品。

●有些宝宝洗手后，没有涂护手霜的习惯，这也可能诱发干燥性湿疹。在干燥的冬季，在洗手后，家长们要记得给孩子涂抹适量的护手霜，或用少量橄榄油揉搓或按摩双手，促使宝宝手部血液循环。

肛周湿疹不要让孩子用手抓

2 岁的文文皮肤比较敏感，一到换季身上就容易痒。最近，文文总是挠屁股，妈妈起初觉得是孩子调皮，说了文文几次。可文文还是不停地抓，还跟妈妈说"痒痒"。于是，妈妈仔细一看，孩子肛门周围竟长了一堆小红疹子，难怪孩子痒得这么厉害。

随后，文文来到我的诊室，经过一系列检查，初步判定她得了肛周湿疹。

肛周湿疹是肛肠科常见的一种非传染性皮肤病，肛周湿疹易反复发作，而且病程较长，男女老少都是易感人群。其病变多位于肛门周围皮肤，也可能蔓延至臀部、阴部或外生殖器，局部可出现红疹、红斑、糜烂、结痂、脱屑等症状。

当丘疹中充满浆液，会形成水疱性湿疹；当水疱感染成脓疱，出现发炎肿痛，会形成脓疱性湿疹；如果因为抓挠导致脓疱或水疱破裂，创口会有腥臭气味，这就形成了糜烂性湿疹。

肛周湿疹的发病原因很复杂，外在因素如生活环境、气候条件等均可导致病发；内在因素如慢性消化系统疾病、胃肠道功能障碍、精神紧张、失眠、过度疲劳、感染病灶、新陈代谢障碍和内分泌功能失调等，均可产生或加重肛周湿疹的症状。

鹤叔提醒，针对肛周湿疹，必须找对病因才能对症治疗，用治疗普通湿疹的方法来治疗肛周湿疹是不正确的，这样可能使病情加重，甚至导致肛周皮肤苔藓样变，增加治疗难度和患儿的痛苦。

　　得了肛周湿疹，患儿会感到奇痒无比。绝大多数孩子都会忍不住挠，但家长要注意，如果长期抓挠，会致使皮肤破损，甚至溃烂，造成感染。此外，抓挠后的皮肤，可能会增厚或变得粗糙，进而导致肛门皲裂，因此切不可用手抓挠。

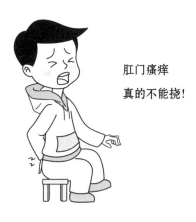

肛门瘙痒
真的不能挠!

　　有些家长喜欢从网上找偏方，网上流传不少治疗肛周湿疹的民间妙方，如用烫水熏洗、肥皂水洗等。烫水熏洗肛周皮肤虽然能解一时之痒，但是温度过高的水会刺激皮肤，病情不但不能减轻，反而会使瘙痒加重。而用肥皂等碱性较强的物品清洗或擦拭肛门，会洗掉肛周皮肤皮脂，破坏肛门皮肤环境，从而加重肛周湿疹的症状。

　　因此，鹤叔提醒家长，一定不要给宝宝试这些所谓的"民间偏方"，如果拿不准一定要咨询专业人士。

鹤叔教你护肤妙方

● 为预防肛周湿疹，平时要给孩子一天洗 2 次肛周，防止出现湿疹和脓肿。此外，避免给孩子吃辛辣刺激的食物，多给他们吃新鲜蔬菜、水果。

● 肛周湿疹和唇炎的治疗方法是一样的，给患处涂抹开塞露（学名为甘油灌肠剂）和乐肤液（学名为哈西奈德溶液）混合液（二者配比为 1 : 1）。如果嫌太油腻，可以将其换成艾洛松（学名为糠酸莫米松乳膏）和凡士林的混合液（二者配比为 1 : 1）。

小孩粟丘疹不用特别治疗

孩子眼睛周围的皮肤也会出现一些小问题，比如粟丘疹。

有个上小学的女孩眼袋上面长了很多大小不一的白色颗粒，同学们总是开玩笑说，"你的眼袋上有一片鹅卵石"。为此她非常苦恼，一直想把这些讨厌的小颗粒去除掉。

这些小颗粒就是粟丘疹，老百姓都叫它"脂肪粒"。虽然名字是"脂肪粒"，但这些小颗粒里面藏着的可不是脂肪，而是一些角化物质。粟丘疹经常长在人们的眼睛周围，小的有针尖那么小，大的有米粒那么大。这种皮疹的伤害性较小，不会给患儿带来任何疼痛感，也不会影响患儿的身体健康，只是让患儿的皮肤看起来不那么美观而已。

这种病的发病人群非常广泛，男女老少都可能发病，有的孩子一出生脸上就有乳白色的丘疹。

这种小疹子是怎么长出来的呢？当患儿的内分泌出现问题时，皮肤会分泌出较多油脂，如果患儿不注意面部皮肤的清洁，油脂无法顺利从毛孔排出，就堆积在皮肤表皮下面形成硬硬的角化颗粒，这就是粟丘疹。

粟丘疹分为原发型和继发型。原发型粟丘疹从新生儿时期就出现了，随着孩子渐渐长大，疹子也会慢慢消失，家长们不需要采取任何治疗手段。

继发型粟丘疹大都是由皮肤炎症引发的，可出现在任何年龄段患儿的皮肤上。当患儿的皮肤被晒伤、烧伤、划伤或者患儿有大疱性表皮松解症等疾病时，皮损处很有可能出现粟丘疹。即便患儿皮肤上的疹子是继发型粟丘疹也不用担心，因为这种疹子会自然脱落，而且不会留瘢，只是这个过程比较缓慢，大约需要几年时间。

皮肤"营养过剩"也是形成粟丘疹的原因。一些爱美的女孩使用面霜时没有对眼周皮肤进行按摩，导致护肤品中的营养物质没有被皮肤吸收，而是堆积在毛孔中，渐渐地就形成了粟丘疹。

虽然粟丘疹不疼不痒，但有的患儿看它不顺眼，非要把它去除。有位患儿胆子很大，直接将里面的白色颗粒挤出来，可是她没有做好消毒措施，导致皮肤发炎。

去除粟丘疹的方法的确很简单，只要把疹子中的角化物质清理掉即可，但家长和孩子们都不可以自己"做手术"，而要去医院接受正规治疗。现在医院已经有微波去除粟丘疹的技术，不痛苦、不留瘢，非常便捷。

鹤叔教你护肤妙方

●手术去除粟丘疹中的白色颗粒后，皮损处大约 1 周会结痂，然后慢慢脱落。在痂皮脱落之前，家长要提醒孩子不能让皮损处接触水，也不能强行抠掉痂皮，否则会导致皮肤感染，或者皮损处留下瘢痕等。

•提醒孩子注意保持面部清洁。经常用温水洗脸，有利于清洗掉皮肤表面的油脂，预防粟丘疹。此外，家长要尽量为孩子挑选清爽不油腻的护肤产品护理皮肤。使用过于油腻的护肤产品之后，皮肤上的残留物质较多，容易形成粟丘疹。

•尽量少给孩子吃油腻的食物，多让孩子喝水。这样可以促进孩子皮肤的水油平衡，避免油脂堆积毛孔长出更多疹子。

•让孩子适当运动、排汗，可以促进皮肤的新陈代谢，有利于摆脱粟丘疹。

密密麻麻的红色小疹子是麻疹吗

"大夫，您看孩子身上密密麻麻出了很多红色小疹子，这是麻疹吗？"不久前，一位妈妈带着2岁的孩子来到我的诊室。

仔细检查后，我发现孩子在发热，又问这位母亲："孩子热几天了？"

"热3天了。刚开始我以为是普通感冒，没想到今天竟然出了这么多红疹子。"妈妈说。

经过后续化验，我基本确认，这个孩子得的就是麻疹。正如这位妈妈所言，麻疹的初期症状和感冒很像，主要表现为发热、咳嗽、流涕，通常是持续高热，可热至38℃～39℃。热3～5天后，患儿的身体会先从耳后、脖子出现皮疹，并逐渐蔓延至脸部、躯干、四肢，最后到手、脚心。

这一点和幼儿急疹有点类似，不过幼儿急疹是"热退疹出"，而麻疹是"热高疹出"。

麻疹的颜色为红色，一开始会长得较为稀疏，随着病情不断发展，皮疹会逐渐增多，并可能连成一片。当鼻尖出现皮疹时，说明皮疹已出齐了。出皮疹的时间，大约为3天，皮疹出齐后，还需要3～4天消退。发病过程可以概括为：热3天、出疹3天、退热3天，整个病程大约需要 10 天。

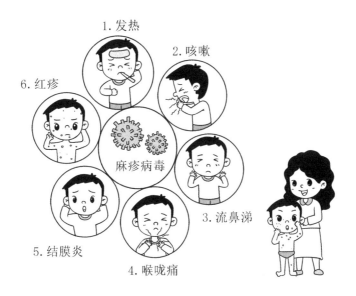

1.发热
2.咳嗽
6.红疹
麻疹病毒
3.流鼻涕
5.结膜炎
4.喉咙痛

麻疹是由麻疹病毒引起的急性、全身性、出疹性呼吸道传染病，冬末初春是高发季节，其主要传播途径是带病毒的飞沫通过喷嚏、咳嗽、说话等，直接传播进入人体呼吸道，也可通过污染日用品、玩具、衣服等间接传播。本病的传染性极强，无麻疹免疫力群体接触该病毒后的感染率几乎为 100%，5 岁以下的儿童是主要易感人群。

孩子得了麻疹，只要精神头儿好，就没有大问题，家长不必过分担心。如果没有特别重的症状，服用抗病毒药板蓝根，就可以起到很好的效果。大一点的孩子吃大半包，小一点的孩子吃小半包，1 天 3 次。吃利巴韦林、阿昔洛韦等这类西药的意义不大，只能起到干扰病毒繁殖的作用，无法完全杀死病毒。

不过，如果孩子高热不退或发热温度过高，并伴有其他症状，家长还是带孩子及时就医，还要做好物理降温工作，以免出现高热惊厥。

到目前为止，预防麻疹最有效的方法，就是接种麻疹单价或联合疫苗，现在国家推荐的免疫程序是，在孩子8月龄时进行第1针接种，为避免母传抗体的干扰，18～24月龄时再接种第2次。

鹤叔在这里"敲黑板"提醒大家，对于国家推荐的免疫疫苗，家长不要犹豫，要按时保质完成接种，免得孩子日后遭罪。当然，也不是所有人都适合接种麻疹疫苗，各位父母带孩子接种前，要进行详细咨询。

鹤叔教你护肤妙方

● 由于麻疹传染性极强，家庭防护中，家长首先要做的就是将患儿隔离。房内要注意保暖，还要通风、避风寒。此外，看护的成人也要做好防护，戴口罩、勤消毒，因为麻疹不仅"欺负"小孩，也会"欺负"大人。

● 连日发热会非常消耗孩子的体力，此时要及时补充水分，多卧床休息，忌油腻辛辣食品，早晚最好能用淡盐水漱口。

长到身上的"玫瑰"一点也不浪漫

一说起玫瑰，可能不少人会想到浪漫、爱情等美好的词汇，但倘若一朵"玫瑰"长在了孩子身上，可是一点儿都不浪漫，反而危机重重。

在门诊中，鹤叔时不时就能看到患上玫瑰糠疹的孩子，他们身上会长出类似玫瑰花瓣形状的疹子。家长们或许对这种病感到很陌生，但据统计大概有1/3的孩子都得过此病。

那么，到底什么是玫瑰糠疹呢？其发病原因又是什么？

玫瑰糠疹是一种很常见的婴幼儿皮肤病，多发于春秋季，少部分人会发于夏季，也常见于青年人、中年人。患儿皮疹呈玫瑰红色，微微高出皮肤或含在皮内。这种皮疹呈椭圆形、大小不一，小的如纽扣大小，大的则像硬币，患处还会覆盖一层糠状的薄皮，称为糠状鳞屑。此外，最让人头痛的是，这种斑疹会让患儿产生强烈的瘙痒感，而且越挠越痒。

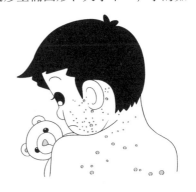

截至目前，医学界并未彻底明确玫瑰糠疹的发病原因，通

常认为此病病发与病毒感染、过敏、药物、自身免疫、蚊虫叮咬等因素有关。

看着孩子长了一身红斑，还痒得抓耳挠腮，家长肯定会特别着急。其实，大可不必，因为它是自限性疾病，有些患儿即便不接受治疗，理论上最多半年也能痊愈，只不过会留有暂时性色素减退或色素沉着，但一般不留瘢痕。不过，因为瘙痒感特别强烈，所以鹤叔建议患儿家长，还是送孩子到儿童医院皮肤科进行治疗为妥。

在治疗方面，医生一般会开抗组胺药，以达到止痒目的。倘若病情较重，比如斑疹已经弥漫到小腿、手、脚，甚至泛发全身，则可考虑涂抹少量激素药物。此外，部分医生也会推荐患儿接受紫外线光疗，以达到免疫调节、改善症状等效果。

因此治疗并不复杂，而且患儿病愈后，一般不会复发，家长尽可放心。鹤叔提醒各位家长，在治疗期间一定让孩子多休息、保持规律作息，适当增加户外体育锻炼。

出门诊时，鹤叔曾被不少家长问过，是否需要给患儿忌口的问题。其实，只要清淡饮食、不吃辛辣刺激的食物即可，家长们不必过于紧张。

鹤叔教你护肤妙方

●由于玫瑰糠疹的发病机制尚不明确，因此很难提出切实可行的预防方法，家长只要做好基础的皮肤清洁卫生、让孩子养成规律的作息习惯就好，其他因素很难控制。

●门诊上，鹤叔发现不少家长将玫瑰糠疹误以为湿疹，因为湿疹的皮疹表现也是红斑、丘疹、脱屑，同样会让患儿皮肤瘙痒。分辨的要点在于，湿疹通常反复发作，而玫瑰糠疹基本只出现一次。

小儿风疹如何护理

有一种小儿常见皮肤病，与前一篇中提到的麻疹很像，那就是风疹。

风疹是由风疹病毒引起的一种急性呼吸道传染病，多发于春季，常见于 1 ～ 9 岁的儿童，其主要传播途径是空气飞沫传播。风疹患者与他人交谈、咳嗽、打喷嚏时，就可能把风疹病毒传给周围的易感儿童。该病潜伏期略长，为 2 ～ 3 周，平均需要 18 天。

在发病前一两天，患儿会出现打喷嚏、流鼻涕、低热、头痛、倦怠、咽痛等症状，但也有上述症状不明显的儿童。一般在发热第 1 天或次日，风疹就会出现，它多为淡红色，一般先长在面部，继而蔓延至躯干、四肢，最后可能遍及全身，同时可能伴有耳后、枕部淋巴结肿大。四五天后皮疹基本消失，一般不会在皮肤上留下痕迹。感染一次，孩子就可获得永久免疫。

风疹一般症状较轻、并发症少、病程较短，通常无须特殊治疗。孩子在发热期间，应多饮水并注意卧床休息、避免风寒，不要过度劳累。孩子出疹部位会很痒，家长要避免孩子抓挠，并注意皮肤卫生，防止出现感染。大多数患病儿童不需服用抗生素，可以采用中医疗法，服用如银翘散、板蓝根、牛黄解毒片、双黄连等中成药，进行清热解毒。

仅有少数患儿可并发中耳炎、咽炎、支气管炎、肺炎、扁桃体炎、关节炎或心肌炎、脑炎及肝炎等，个别患儿可同时合并脑炎、心肌炎及肝炎等多脏器损害，此时需尽快送医院住院治疗，才能保证生命安全。

因此，鹤叔在这里要特别提醒各位家长，不要因为风疹病情轻就不引起重视。若出现早期症状，最好带孩子去医院进行检查、确诊，排除麻疹、猩红热、幼儿急疹等出疹性疾病，并在医生的指导下做好治疗和护理工作。切不可自行处理，以免延误病情。

要想孩子不得风疹，关键在于预防。若处在风疹流行期，家长应尽量减少带宝宝去人群密集的地方，如超市、火车站、室内游乐场等。此外，截至目前，预防风疹最有效的方式，就是接种风疹疫苗，家长要及时带孩子接种。

鹤叔教你护肤妙方

• 患儿在家休养时，环境要安静、舒适；室内空气也要新鲜、通畅，不要有过堂风。患儿饮食尽量清淡易消化，多吃新鲜蔬菜、水果，少吃油腻、油炸食物，少食多餐为宜。

• 风疹具有一定的传染性，因此即使患儿状况良好，也不要让他上学或出入公共场所。一般皮疹出现 5 天后传染性会大幅降低，可视情况解除隔离。

幼儿急疹会自动痊愈吗

出生 7 个月，壮壮一直很健康，从没得过病，这事壮壮妈妈成天挂在嘴边，很是骄傲。可没想到，突然有一天晚上，壮壮不明原因，突然发高热，到了医院做了好些检查，也没查出什么病，只是遵医嘱吃了退热药。过了两天，孩子后背长出了小红疹子。

壮壮妈妈有些担心，抱着孩子走进了我的诊室。"张大夫，您快看看，孩子几天前高热，给他吃了退热药。今天早上，孩子突然长了一身疹子，是药物过敏了，还是病情加重了？"

仔细了解孩子的情况后，我说："不是药物过敏，他得了幼儿急疹。出皮疹并不代表病情加重，反而是身体在恢复的表现。"

壮壮得的是幼儿急疹，又叫婴儿玫瑰疹，是一种由病毒感染引起的发热发疹性疾病。此病两岁前高发，大多数宝宝都难逃它的"魔掌"，不少孩子出生后生的第一场大病便是幼儿急疹。

本病的前期症状就是突然高热，可发热到 39℃～40℃，一般会持续 3～4 天，孩子通常除了食欲不振，精神一般都还不错。热退后，患儿的全身会出现玫瑰色或红色的疹子，最开始可能出现在头、颈和躯干，然后会波及四肢和全身皮肤，但不痛也不痒，一般过三四天就可全部消退。

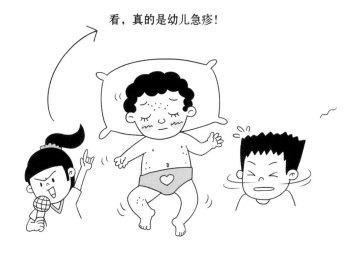

看，真的是幼儿急疹！

　　这个病来势汹汹，但其实只是看上去凶险，家长们不要过于慌乱，有时无须特别治疗（如服用抗生素等），孩子自己就能痊愈。各位家长们要做的就是，让孩子多休息、多喝水，吃清淡、易消化的食物，并配合温水擦身等物理降温手段，必要时在医生指导下服用退热药（含有布洛芬或对乙酰氨基酚成分的婴儿退热药），防止出现高热惊厥。

　　可是如果病毒侵入脑部或身体出现了感染的话，就要赶快去医院。那么问题来了，家长该如何判断病情发展呢？这主要看孩子退热后的反应。如果吃完退热药、温度降下来后，患儿精神状态良好，那一般就没有什么问题；可是若患儿热降不下来，或降下来之后精神萎靡，就需要赶快就医。

鹤叔教你护肤妙方

● 家长在护理时，要留意观察皮疹有无变化。患儿一般无痒痛感，幼儿急疹也不会出现水疱，它只是斑丘疹。如果家长发现孩子身上的疹子有了变化，就要怀疑疾病判断是否有误，因为很多疾病都会伴有皮疹出现。

● 患病期间，患儿免不了食欲变差。此时，家长不宜勉强喂食，可多准备一些清淡可口的食物，同时鼓励孩子勤饮水。还可适当补充复合维生素 B（10 克），每天 2 次；维生素 C（10 克），每天 3 次。建议口服 1 周，有助于身体康复。

汗疱疹痒得难受怎么办

每年春夏交替时，有的孩子手上会长密密麻麻的小水疱，有些水疱破了还会流水，之后会出现脱皮，最难受的是患处会奇痒无比，让人难以忍受。如果您的宝宝出现了上述症状，那么他很有可能得了汗疱疹。

汗疱疹又叫出汗不良性湿疹，是常出现于手掌、足底、指趾侧的复发性水疱性皮肤病，常伴有手足多汗的情况，通常多发于春末夏初，夏季的症状会有所加重。该病表现为针尖大小的圆形小水疱，水疱内有时含有清澈的浆液，有时会变浑浊。汗疱疹颜色发白，且白的周围发红，通常不会自行破裂，干涸后会出现脱皮。

医学界对于汗疱疹的发病原因尚未完全清楚，目前多数认为这可能与如下因素有关：真菌感染（如红色毛癣菌等）、过敏体质、精神因素（如焦虑、熬夜等）、遗传因素、日光照射、接触过敏原（学名为变应原如镍、联苯胺、呋喃西林、重铬酸钾等）等。

汗疱疹不是由病原体引起的，所以不具有传染性，但极其容易复发，一般患儿会在次年夏天再长。儿童、成人都有可能得这种病，更常见于如下群体：护士、出汗多的人、常游泳的人、饭店洗碗工人。

如果小孩像他们一样，经常洗手或出汗，其手部皮肤的角质层容易受损，汗液不易排出、被憋在表皮层下的真皮层内，于是被真皮层中的皮脂腺顶出来。汗液中的水分被皮肤吸收了，但盐分依旧留存在皮肤内，长期积累形成，就会导致皮肤瘙痒。

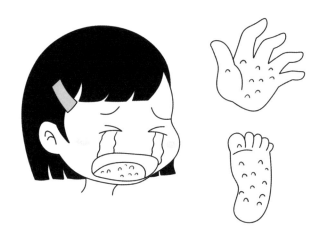

得了汗疱疹，鹤叔推荐给患儿涂抹乐肤液（学名为哈西奈德溶液），一天抹 3 次，一般一天就可以变干，切记不要用成乐肤抑菌液。

如果想让孩子远离汗疱疹，首先要帮孩子养成勤洗手的习惯，且洗完手后尽量保持手部的干燥，这样能够很好地避免手部潮湿，避免细菌和病毒的滋生，能够帮助宝宝很好地预防汗疱疹。

其次，应让孩子尽可能远离洗衣粉、洗手液、洗洁精等，也不要直接用手剥芒果、切削鲜山药，因为这些行为都有可能使汗疱疹加重。同时，汗疱疹与个人体质、自主神经功能紊乱也有关，紧张、抑郁情绪等精神因素也会造成汗疱疹，因此应避免情绪紧张、减少焦虑。

在日常饮食上，孩子要少吃辛辣、海鲜、浓茶等刺激性食物，多吃维生素含量高的食物，谷类、豆类、果蔬都是不错的选择。此外，多喝水能够促进孩子体内的血液循环，排出体内的毒素和垃圾，促进皮肤的新陈代谢，能够帮助很好地预防皮肤病的发生。

鹤叔教你护肤妙方

● 当孩子手部出现小水疱时，家长切记，一定不要急于将其挑破。如果患儿感到瘙痒，不要用力搔抓、撕咬，如果因此伤及真皮层，可能会形成湿疹，皮肤就会出现红、肿、痒等症状。

儿童桃花癣是怎么引起的

每逢草长莺飞、百花争艳的春季，人们就喜欢到户外享受明媚的春光。沐浴春风暖阳本是件惬意的事情，可是"桃花癣"经常趁机伤害孩子的皮肤。

有个 7 岁的小朋友和家人一起去春游，回家后脸上就长出了一个个圆形的斑片。家里有经验的老人猜测这是蛔虫斑，于是给孩子吃了打虫药。可是几天过去了，孩子脸上的斑片并没有消退。孩子的爸爸认为这是皮癣，就给孩子涂抹消炎膏，可是依然没有效果。后来，孩子的妈妈才带着孩子来诊室找我。

得知前因后果后，我就基本确定孩子患上的是桃花癣。桃花癣是春季多发病，又叫春癣、杏斑癣，大多数患者都是儿童或者青年。

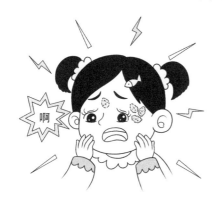

发病时，孩子的脸颊及额头会长出一块块圆形或者椭圆形的斑块，表面还有一些干燥、细碎的白色鳞屑。这些斑块会逐渐变多，颜色也会变成淡红色，有的患儿还会觉得微痒、微痛。

"桃花癣？是孩子对桃花花粉过敏引起的吗？"宝妈问我。

很多人以为桃花癣一定和桃花有关系，其实并非如此。

桃花癣的学名是白色糠疹，又叫单纯糠疹、面部干性糠疹或虫斑，因为多发于桃花盛开的季节，皮损的形状和桃花瓣相似，中医才给它取了"桃花癣"这么诗意的名字。

"不是花粉过敏？那是什么原因引起的呢？"宝妈又问。

说实在的，现在医学界还没有明确它的病因。多数皮肤科医师认为，这是孩子接触某些物质导致的。春季天气转暖，阳光充足，紫外线较强，风沙大，空气中的浮尘、花粉等物质较多，如果孩子长时间在户外活动，皮肤会接触过多紫外线和粉尘，很容易患上桃花癣。而且，干性皮肤和患有脂溢性皮炎的孩子患病率更高。也有部分医师认为，本病和缺乏维生素、营养不良等有一些关系。

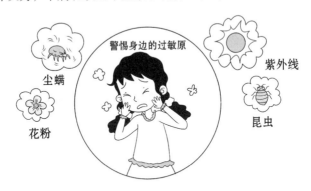

"这种病严重吗？好治吗？是不是每年春季都会发作呢？"宝妈担忧地问。

"不严重，虽然春季容易发作，但不用治疗也能自愈，"我告诉宝妈，"平时要让孩子的皮肤保持湿润，这样可以加快症状的消退。"

孩子患上桃花癣，家长千万不要自作主张给孩子涂抹各种消炎药膏，否则很容易引发其他皮肤问题，加重病情。还好这个患儿没有对爸爸涂抹的药膏产生不良反应，否则治疗起来会很麻烦。

过了大概 1 周，这位宝妈又找到我，说孩子的症状依然没有好，是不是需要用药。我告诉她："白色糠疹虽然症状较轻，但病程很长，有的人会持续几个月呢。如果不痛不痒，可以不用药。"鹤叔在这里提醒家长们，如果孩子的患处有微痒、微痛感，可以适当给孩子用药。内服复合维生素 B，外用 5% 硫黄霜，大约 1 周，症状就会有所好转。

鹤叔再强调一遍：治疗桃花癣，保湿很重要，皮肤水分充足，抵抗能力增强，比吃药的效果都好。

鹤叔教你护肤妙方

• 孩子患上桃花癣，家长要注意让孩子的面部保持清洁、湿润。孩子要坚持每天洗脸，但不可以用强碱性肥皂洗脸，否则会损害孩子的皮肤，对病情的好转不利。家长还要为孩子挑选合适的润肤霜，按时涂抹，保持皮肤湿润。

• 治疗期间，家长要让孩子减少户外活动，避免皮肤受到强烈光照和粉尘的伤害。

• 治疗期间，家长要让孩子多吃富含维生素 B 的食物，多吃蔬菜水果。饮食清淡而营养丰富，对病情的好转大有裨益。

新生儿中毒性红斑无须太过担心

母亲经过撕心裂肺的分娩，迎来了宝宝的降生，全家人都沉浸在快乐之中。可没想到，就在出生后没多久，新生儿身上开始出现红斑，个别部位还有小红疹子。若小家伙出现上述症状，很有可能得了新生儿中毒性红斑。

一听"中毒"二字，新手爸妈多半会吓出一身汗，刚出生没多久的宝宝，怎么会中毒呢？别害怕，且听鹤叔慢慢给您讲。

新生儿中毒性红斑又叫新生儿荨麻疹，是一种非常常见的新生儿皮肤病，有30%～70%的宝宝发生此病。本病通常出现在患儿出生后数小时或1～2天内，主要表现为体表皮肤出现红斑、丘疹或脓疱，症状严重时可发展为新生儿脓疱疮，遍及头面、躯干、四肢，甚至能引起新生儿败血症。

对于新生儿中毒性红斑的发病原因，医学家至今没有给出明确答案，它可能与母亲妊娠期饮食、室内环境温度、衣物厚薄及衣物选择有关。

宝宝身上"红彤彤"一片，乍看上去有些吓人，家长们因此整日忧心忡忡，其实大可不必。新生儿中毒性红斑是一种良性皮疹，多数情况下，病症一般会在1～2天内自行消退，有些症状的持续时间可能会略长一些，但多数不会超过1周时间。而且，患处不痛也不痒，此病也不会影响孩子进食、排便，患儿精神状况通常很好。

因此，鹤叔建议，如果孩子已被确诊为新生儿中毒性红斑，最好的护理办法就是等待观察、不予特别处理。有些老人觉得这是胎毒，就给孩子使用一些偏方，给娃灌下如黄连水等中药，新生儿脾胃娇弱，黄连水会导致宝宝脾胃不适，家长千万不可随意使用，更不能随意听信网上或亲友的说法。在医学上，并不存在"胎毒"这一概念，这只是一种民间说法而已，缺乏科学性。

如果家长真想为宝宝做点什么，遵照新生儿护理方法即可。每天早晚定时开窗通风，冬季将室内温度控制在 20℃～22℃，夏季则保持在 26℃～28℃，必要时打开空调控温，使室内温度恒定。不要给宝宝穿得太多，体温升高后排汗就会增加，汗液能刺激皮肤生发红斑。勤换纸尿裤，每隔 2～3 小时更换一次，每次大便后用温水洗净臀部皮肤并涂粉，保持皮肤干燥。

鹤叔教你护肤妙方

● 妊娠期饮食或许与本病有关，因此鹤叔建议，各位宝妈在怀孕的时候，最好不吃辛辣刺激食物，以及虾、蟹等易致敏的食物，同时避免接触异物，如吸入花粉、尘螨、香水、异常气味及动物羽毛等。

● 家长要为新生儿选择质地轻柔的衣服，避免化纤、尼龙等材质的衣物对皮肤形成刺激。家长要常摸宝宝后颈部，以此处体温为准，适时增减衣服。

身上突然起大"风疙瘩"是怎么回事

有一位宝妈给我打电话，说她的孩子傍晚洗完澡后去外面玩了一会儿，结果身上起了很多"风疙瘩"。孩子感觉特别痒，两天了也没消退，让我赶紧给她出出主意。

老百姓常说的"风疙瘩"其实就是荨麻疹，是一种常见的过敏性皮肤病。荨麻疹发作时皮肤会出现大大小小、形态各异的风团，风团呈红色、白色或者肤色，面积会渐渐扩大，变成一群群、一片片的皮损。这种病看起来吓人，但危害性不大，即便不用治疗，一般几小时或者一两天就会自行消退，而且不留痕迹。可是这种病非常顽固，会反复发作，病程长达好几天甚至好几个月。

患儿起风疙瘩后要及时就医，因为风疙瘩痒起来很难受。这位宝妈的心还真大，孩子都瘙痒难耐两天了，她才想起来寻医问药。

如果孩子的皮肤只是起了一些普通的风团，治疗起来非常简单：内服抗组胺药，外用炉甘石洗剂，一般一两天也就好转了。

前几天，有位宝妈带孩子出去旅游，谁知孩子竟然患上荨麻疹，身上起了大片红肿的风团，她连忙给我打电话，焦急地询问治疗方法。

有人问我："鹤叔，荨麻疹到底是怎么回事呀？怎么吹个风、吃个饭就起一身疹子呢？"

其实，作为专业的皮肤科医师，我也不清楚荨麻疹的来源。荨麻疹的病因有很多，而且十分复杂。大部分患儿经过详细的检查也没能找出病因。有的人吃错东西会患荨麻疹，有的人吸入灰尘会起风疙瘩，有的人被阳光晒了一会儿就发作，有的人一紧张皮肤就起风团等。

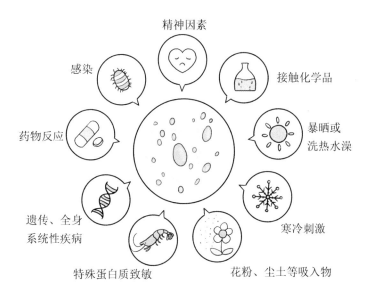

有一次，一位成年患者在冬天晨跑，不一会儿身上就起了风团，人也昏厥了，还好周围的好心人及时把他送入医院，否则后果不堪设想。这就是寒冷性荨麻疹，又叫寒冷性接触性荨麻疹，一般在温度较低的时候发作，如冬季、雨后、进入空调间等。症状轻的患儿皮肤会出现一片一片的风团，症状严重者可能会嘴唇发麻、发肿，呼吸急促，胸闷，心率骤增等。出现这些症状的患儿一定要马上就医，否则会有生命危险。

有人问我："寒冷性荨麻疹是对风过敏吗？"

这里要告诉大家："风只是气流，没有那么大的危害性。"寒冷性荨麻疹的病因不是风，而是低温，有的人在低温条件下，体内会分泌过多的胆碱从而引发荨麻疹。这种病只要不是先天遗传的，大多都可以通过脱敏进行治疗。最常用的药物就是赛庚啶，一天服用 3 次，用量要谨遵医嘱，一般几天就会痊愈。不过我要提醒大家，赛庚啶这类药物并非对每一位患儿都有效。临床数据显示，它只对 50% 的患儿起疗效。因此，如果有人问我："孩子吃了赛庚啶会痊愈吗？"我只能说："这个，基本上只能碰运气了。"不过，大家可以遵医嘱服用其他抗组胺药。

除了寒冷性荨麻疹，干燥性荨麻疹也很常见。有的孩子晚上一钻进被窝就浑身痒痒，用手一挠，还会起大疙瘩，这些疙瘩半小时左右就会自己消退。这种荨麻疹就是皮肤干燥引发的疹子，抹点润肤露就会痊愈。

此外，荨麻疹还包括皮肤划痕症、延迟压力性荨麻疹、日光性荨麻疹、接触性荨麻疹、热性荨麻疹、水源性荨麻疹、运动性荨麻疹等，这几类荨麻疹病因不同，治疗方法也不尽相同，大家应带孩子去正规医院皮肤科诊治。

有意思的是，荨麻疹也有"假冒"的。

春节期间，有个孩子的身上起了很多风团。孩子的妈妈十分纳闷地说："真是奇了怪了，我们家孩子既没有出门，也没有吃过敏的食物，怎么会得荨麻疹呢？"

我问她："孩子最近在家都吃什么了？"

"这不是过年了吗，家里顿顿都有肉，不是鸡鸭肉就是牛羊肉。"

"哦，原来是这样啊！"我告诉这位妈妈，"没事，您的孩子得的是假荨麻疹。"

"假荨麻疹？荨麻疹还分真的假的？"

"可不是嘛！您的孩子不是食物过敏引发的荨麻疹，而是短时间内吃肉太多造成的。"

孩子的脾胃功能较弱，如果短时间内摄入太多肉类，身体无法充分把肉类中的大量蛋白质分解掉，多余的蛋白质被血液吸收，皮肤上就会长出风团状的疹子。

"那怎么治啊？"

"不用治疗，少给孩子吃肉，坚持 3 天就痊愈了。"

"哦，真是太谢谢您了！我还以为很严重呢！"

普通的荨麻疹算不得大病，不用吃药也能快速痊愈。但如果患儿出现心慌、呼吸困难等症状就要马上去医院治疗。记住，要马上去，晚了就危险了！

鹤叔教你护肤妙方

• 荨麻疹会让患儿皮肤瘙痒，虽然很煎熬，但家长要叮嘱孩子千万不能抓挠。因为抓挠对病情起不到任何缓解作用，还会伤害皮肤。

• 荨麻疹大多是接触过敏原（学名为变应原）引发的，所以家长要让孩子远离过敏原，如过敏的食物、药物、灰尘、花粉、动物毛发等。家长们要尽量为孩子打造一个干净、健康的生活环境。

• 患儿发病期间应饮食清淡，多喝温开水，多吃蔬菜、水果，因为摄入丰富的维生素可以促进皮肤恢复健康。需注意的是，不能吃辛辣、刺激性的食物，以免病情加重。

• 皮肤干燥也会影响荨麻疹的痊愈速度，如果孩子患上荨麻疹，家长要帮他做好皮肤保湿工作。

皮肤划痕症要去医院吗

有的孩子皮肤特别敏感，用指甲在皮肤上划几道，过了几分钟，就会出现一道道隆起的红色风疹块，而且皮肤会有瘙痒的感觉。如果症状严重，风疹块两边还会出现细小的尾足，就像蜈蚣脚一样。这是一种特殊的荨麻疹——皮肤划痕症（又叫划痕性荨麻疹）。

皮肤划痕症包括单纯性皮肤划痕症和症状性皮肤划痕症。

单纯性皮肤划痕症就是皮肤被划过之后，虽然出现了风疹块，但既不瘙痒也没有其他病症，不需要去医院治疗就能很快退去。

症状性皮肤划痕症可就不一样了，它是皮肤血管过敏导致的。患有这种疾病的孩子，血清中大多存在一种特殊的免疫球蛋白，这种蛋白质一碰到过敏原（学名为变应原）就会发生反应，刺激皮肤血管周围的肥大细胞释放出很多组胺。组胺是一种生物活性物质，会导致皮肤毛细血管扩张。毛细血管一扩张，血清就会从血管渗出，让皮肤变得瘙痒。患儿用手一抓，皮肤就出现一道道肿起的、周围带有红晕的风疹块，看起来就像被鞭子抽打后形成的伤痕似的。有个症状严重的小朋友，他的嘴唇被牙齿咬过之后都会出现肿胀的情况。这类皮肤划痕症就需要去医院治疗了。

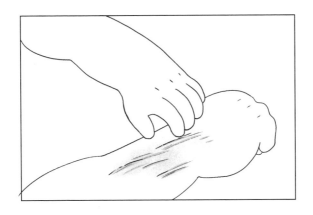

　　皮肤划痕症的病因有很多，大致可以分为两类：外因和内因。外因是过敏原，如灰尘、食物、温度等。内因就是患者自身的原因，如先天的过敏体质、情绪激动、皮肤炎症等。由于病因多而复杂，皮肤划痕症经常反复发作，而且还有可能和其他荨麻疹一起发作，甚至会引发胃肠道功能障碍，导致患儿出现呕吐、腹泻、食欲不佳等症状。

　　有个孩子跑到社区公园玩，回家后觉得胳膊等部位的皮肤很痒，用手一抓就出现了一道道风疹块。孩子的妈妈吓坏了，赶紧带着孩子来找我。

　　这位妈妈着急地说："我家孩子哪儿也没去，就在小区公园玩了一会儿，怎么就起疹子了呢？"

　　"最近公园在装修吗？"我猜测这是外界环境刺激导致的结果。

　　"可不是嘛！公园新铺了塑胶跑道，还安装了一些新设备。"这位妈妈说完，疑惑地问，"这和孩子的病有什么关系吗？"

"当然有啊！新装修的地方，空气中会有一些挥发性物质，如果孩子吸入或者皮肤接触了这些物质，就可能发生划痕性过敏反应。"我解释道。

"哦，那孩子需要吃药吗？"

"如果孩子感到很痒，忍不住搔抓的话，您可以给孩子吃适量的抗组胺药止痒。最重要的是，以后尽量不要让孩子到新装修的地方玩耍，回家后也要提醒孩子把暴露在外面的皮肤洗干净，这样可以减少划痕性过敏反应。"

"好的，好的！以后我一定注意！"

这就是典型的外因引发的皮肤划痕症，只要远离过敏原，发病概率就会大大降低了。

有个上小学四年级的患儿，每到期中和期末考试时皮肤划痕症就会发作，这是过度紧张、焦虑引起的。当患儿过于紧张时，体内的血管外神经也会跟着紧张，然后像刺豚似的慢慢膨胀，由此引发了皮肤划痕症。

治疗这类由内因引发的皮肤划痕症，除了先天过敏体质之外，都可以通过清除外因和结合免疫周期调节法治疗，具体方法需要大家遵医嘱进行。

根据病因和病情的不同，划痕性荨麻疹的治疗时间也长达数天或者数月，大家要做好打持久战的准备。

鹤叔教你护肤妙方

●如果孩子患有皮肤划痕症，家长就要保持室内干净、清洁，不要放置花粉较多的花卉，或者刺激性较强的化学物品。

●如果孩子患上皮肤划痕症，家长要勤给孩子剪指甲，避免孩子抓伤皮肤加重病情。

●便秘会导致病情加重，所以家长要想办法让孩子大便通畅。

●想让孩子的症状有所减轻，家长们还要让孩子保持心情愉悦，以免情绪紧张影响治疗。

脓肿、痤疮与水疱那些事儿

新生儿头皮血肿如何应对

孕妈们临产前总会纠结："到底是顺产好还是剖宫产好呢？"老人们常说："顺产好，顺产的孩子聪明！"从医学的角度看，顺产的确对产妇和新生儿更有好处，但顺产的孩子也更容易出现头皮血肿。

有个孩子一出生头皮上就顶着一块直径2厘米左右的血肿，妈妈担忧地问医师："孩子是生了什么病吗？"

医师淡定地说："这不是病，只是头皮血肿，是孩子的头部皮肤在产道中受到挤压导致的，两三周就会自己消退的。"

什么是头皮血肿呢？就是头部皮肤毛细血管中的血液因某种因素渗出血管，聚集在皮肤下面形成的一个或者多个血肿块。有的血肿块较软，有的较硬，有的直径大约1厘米，有的直径却超过了10厘米。

如果孩子出生时产程较长，头部受到产道的挤压，出生后头部皮肤很可能出现血肿现象。如果产妇出现难产的情况，医师不得已使用引产器助产，引产器吸附在孩子娇嫩的头皮上，也会让孩子的头皮出现血肿。此外，缺乏维生素 K 的孩子也容易出现头皮血肿。维生素 K 有凝血功能，如果孩子体内缺乏这种维生素，不但头皮会出现血肿，牙龈、口腔等部位也可能出血，有的甚至会出现颅内出血。

　　虽然大多数产科医师都会轻描淡写地告诉宝妈们，"头皮血肿会自然吸收的，不用治疗"，但是这要看孩子的头皮血肿属于哪一种了。

　　头皮血肿有 3 种：单纯皮下血肿、帽状腱膜下血肿和骨膜下血肿。单纯皮下血肿就是血液聚集在皮肤下面形成的肿块，这种血肿不用治疗也能自行吸收，而且直径越小吸收得越快。

　　帽状腱膜下血肿就不同了，毛细血管中的血液聚集在额肌与枕肌之间的帽状腱膜下面，而帽状腱膜和颅骨骨膜结合部位的组织比较疏松，所以血肿很容易扩大。这种头皮血肿也会自行消退，但如果血肿面积较大就需要请医师帮忙了。

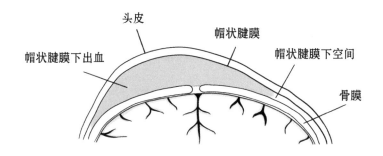

对于这类血肿，我们皮肤科医师一般会采取分次穿刺抽吸和加压包扎的方法。先分几次将孩子肿块中的血液抽吸出来，然后进行加压包扎，同时还要给孩子服用抗生素消炎。如果情况严重，可能还需要进行输血治疗。

骨膜下血肿的面积虽然不大，但危险指数较高。这类血肿大都是孩子颅内损伤引起的，它不会自己吸收，而且如果处理不及时，很容易出现骨化现象。血肿如何骨化呢？婴儿颅骨长得很快，如果颅骨外板和骨膜供血不足，而骨膜下血肿没有被吸收，骨膜就会带着血肿的外围一起骨化，形成有陈旧血的骨囊肿。这就是骨膜下血肿的骨化。

血肿骨化一旦形成就只能通过手术治疗。这类手术的难度较小，但是做手术时会给孩子注射麻醉药，其中存在较大的风险，也会让家长承受巨大的心理压力。因此，如果孩子出现骨膜下血肿，一定要及时带孩子去医院治疗。

医师们治疗这类血肿时主要采取先冷敷再穿刺抽吸，症状较轻的一两次就能让血肿消失。如果一两次抽吸后效果不佳，骨膜下反复积血，医师会对患儿进行颅脑 CT 检查，将血肿一一攻破。对于较小的血肿，医师会采用先冷敷后热敷的方法助其自然吸收。对于较大的血肿，医师会继续进行穿刺抽吸治疗。

有的家长问我："如果孩子有头皮血肿，什么时候去治疗更好呢？"

如果是单纯皮下血肿和面积较小的帽状腱膜下血肿，两三周就能自行消退。所以，家长在孩子出生后观察两三周，如果孩子的血肿部位没有消散，甚至出现变硬的现象，那么孩子可能是骨膜下血肿，要及时带孩子去医院进行治疗。

如果家长们不愿意等两三周，可以尽快去医院，在医师的指导下让孩子做头部 B 超检查或者 CT 检查，看看孩子是否有颅内出血的现象。如果没有，那就说明孩子的血肿会自己消退，只是时间问题而已。不过家长们依然要有耐心，因为一些面积较大的头皮血肿需要两三个月才会消退。

鹤叔教你护肤妙方

● 孩子出现头皮血肿，家长们不能用力按压血肿部位，也不可以用手揉搓，更不能随便涂抹各种活血化瘀的药物，否则会损害孩子的皮肤，甚至加重血肿的情况。

● 如果孩子的头皮血肿较小，可以用冷热敷交替的方法加速血肿的消散。比如，孩子出生之后，可以先对孩子的血肿部位冷敷，24 小时后再热敷，这种方式可以加速血液循环，直径小于 3 厘米的血肿大约 1 周就能消散。

● 即便孩子有头皮血肿，家长也要让孩子的头皮保持清洁，给孩子洗头时力度要轻，以免碰伤血肿部位。此外，家长要注意帮助孩子调整睡觉姿势，不能让血肿部位受到压迫。

● 如果孩子的血肿是缺乏维生素 K 导致的，家长就要及时给孩子补充维生素 K，预防孩子出现全身出血的情况。

肚脐上的奇怪伤口——肉芽肿

脐带残端脱落，是新生儿成长的关键一步，这本是件令全家高兴的事，可千千的奶奶却怎么也高兴不起来。

千千刚出生 2 周，就被奶奶抱到了我的诊室。"张大夫，我小孙女可不好了，肚脐眼上长了个小白芽！"奶奶急得满头大汗，"儿子忙工作，儿媳妇坐月子，主要是我带孩子，不会是我……"

"老人家别着急，我先来看看，"我抬手请千千奶奶先落座，"您孙女是长了肉芽肿。"

肉也能发"芽"？没错，肉芽就是一团炎性肉芽组织团块，外形有点像肉形成的小嫩芽，因此被称为肉芽。除了脐部，身体其他位置也可能会长。

之所以千千的脐部会发"芽"，原因在于她此处的皮肤被细菌

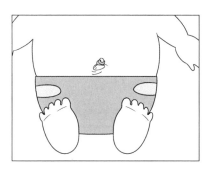

感染了。胎儿与母体脱离后，会保留部分脐带。在出生后不久，脐带残端会从婴儿脐部处自然脱落，剩下的部分会逐步自然愈合。

不过，在愈合过程中，由

于婴儿处在有菌环境中，难免会受到一些外界刺激，一旦受到刺激，皮肤上就会长出小肉芽。平时我们手不小心被划伤，伤口会慢慢结痂，痂皮下会长出新的嫩肉，道理是一样的。

如果受外界的伤害比较小，婴儿自身抵抗力较强，皮肤上出现的肉芽也就会比较小，通常这种情况家长们不需要处理，肉芽会自行愈合。不过，如果外界伤害较大，比如渗入了润肤露或痱子粉，感染情况比较严重，此时肉芽为了包裹住这些"脏东西"，不让它们继续侵害人体，就会越长越大，进而形成了肉芽肿。

其实，肉芽肿和前文所说的脓肿，是一棵藤上长出的两个"坏瓜"。其本质都是被感染的皮肤长出的东西，向上发展形成了肉芽肿，而向下发展就是脓肿。

因此，它们的家庭护理方法也非常类似，都是用沾有药水的纱布进行湿敷。在实际操作中，家长们要按照孩子病情的轻重、孩子年龄大小，选择药水的浓稠、配比。

这里要特别提醒新手家长，千万不要在家中自行给宝宝的肉芽"做手术"，如果病情加重要及时就医。鹤叔曾在门诊中，碰到这样一个病例，家长以为去掉肉芽宝宝就会没事，于是用细绳紧紧拴住肉芽，自行给宝宝取下这块组织，最后导致了二次感染，让孩子更受罪。

鹤叔教你护肤妙方

●宝宝出生后，尽量让脐带暴露在外，而不要用护脐包包扎脐部，保持脐部皮肤的干燥。同时，在脐带残端脱落前，宝宝洗澡后，家长最好用75%酒精（学名为乙醇）或碘伏（学名为聚维酮碘），对脐带残端进行消毒。

●发现肉芽肿后，不要让孩子去抓或挠患处，适时用碘伏对其进行消毒，以免孩子指甲或手部细菌进入皮肤。

新生儿也能得痤疮

这天，我刚走进诊室，一位女士就抱着捂得严严实实的孩子紧跟进来，急匆匆地说："医生，我家孩子还没有满月呢，为什么脸上就长了这么多小痘痘呀？"

我赶紧掀开孩子的襁褓，仔细看了看孩子脸上的小痘痘。

"这些痘痘里面还有白色的东西，就像粉刺一样。是湿疹吗？"女士焦急地问。

"这不是湿疹，是新生儿痤疮。"

"痤疮？这不是青春期的孩子才长的东西吗？婴儿也会长？"女士睁大眼睛纳闷地说。

"痤疮是不分年龄的，很多新生儿都会长痤疮。"我安慰她说。

"那该怎么治疗呢？"

"别着急，这种病不用治疗也能好。"我笑着告诉她。

听了我的话，这位女士才放松地长呼一口气。

对于新手家长来说，孩子出现任何一点儿健康问题都会焦急难耐。不过，如果您的孩子患上了新生儿痤疮，真的不用着急。这是一种很常见的皮肤症状，20%的健康儿童都出现过，一般情况下，即便不采取任何治疗手段，两三个月内患儿也能痊愈。

那么，新生儿娇嫩的皮肤上为什么会出现痤疮呢？是这么回事：当婴儿还在母体时，母体的雄激素会通过胎盘传递给婴儿。婴儿出生后，体内多余的雄激素还没有代谢完，导致皮脂腺增大，皮肤油脂分泌较多，油脂堆积在孩子的皮脂腺内就形成了痤疮。随着孩子的成长，多余的雄激素代谢完毕，痤疮也就消失了。

雄激素会使皮脂腺增大，
皮脂分泌增加

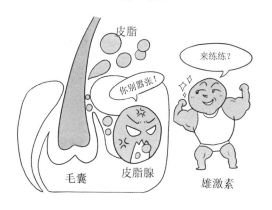

新生儿痤疮一般在孩子出生一两周内就会出现，常发于婴儿的脸颊、额头、眼睑、脖子、头皮、前胸、后背等部位。症状一般是黑头粉刺或者白头粉刺，只有少数患儿会出现丘疹和脓包。粉刺的危害性较小，数周内就会自行消退。如果是危害性稍大的丘疹和脓包，大约6个月也能痊愈，但是患儿的皮损处可能会留下凹陷性瘢痕。如果患儿的痤疮症状较为严重，有可能持续一年多才能消退，而且在患儿青春期时容易再次发作，变成"青春痘"。

"真的不用给孩子擦点药吗？"女士再一次向我确认。

"您的孩子症状不严重，不需要涂抹药膏，只要平时注意护理就可以了。"

"我需要注意什么呢？"女士再次严肃起来。

我看了看捂得严严实实的孩子，笑着说："比如不能让孩子太热，让孩子的皮肤保持干爽。"

现在已经五月份了，我劝这位女士不要给孩子捂得太厚，免得痤疮还没好呢，又给孩子捂出痱子来。

女士尴尬地笑了笑，连忙把孩子的襁褓敞开些，让孩子凉快凉快。

我又看了看孩子的小手，还好这位女士很细心，把孩子的指甲剪得很短。这就避免孩子用手抓挠痘痘诱发皮肤感染了。

"对了，您的孩子是喝奶粉还是母乳？"我又问道。

"喝母乳。"女士回答。

"那您的饮食也要注意调整，不能吃过于油腻或者辛辣的食物，否则会让孩子的病情加重的。"

"原来是这样啊！"女士后悔地说，"因为还在坐月子，我一直吃得比较油腻，鱼汤、肉汤从来就没有断过！"

"这样可不行，一定要荤素搭配，多吃些蔬菜、水果才有利于孩子康复。"我认真地说。

"好的，我明白了！"女士连连点头。

说了这么多，我最想告诉家长们的是，新生儿痤疮是可以自愈的，大家千万不要病急乱投医，随便给孩子涂抹药膏。如果患儿的症状严重且持续时间很长，家长们就要带孩子去医院检查，以便及时对症下药。

●新生儿痤疮可以自行消退，如果家长们想让孩子的症状尽快消失，这里建议大家用标准黄连素水给孩子湿敷。每天早晚各湿敷一次，一两天就会好转。当这样做孩子的症状还不见好时，可以轻轻地在孩子的患处涂抹少量碘伏进行消炎。如果孩子的症状较为严重，可以将氯霉素眼药水和碘伏（学名为聚维酮碘）进行2∶1混合，涂抹在孩子的患处，每天5次，大约2天症状就能消除。

●婴幼儿皮肤十分娇嫩，如果患有新生儿痤疮，家长们就要小心护理，以免给孩子的皮肤留下瘢痕。首先，每天坚持用温水给孩子洗脸，洗脸用的毛巾要柔软、清洁，尽量不要使用清洁产品。其次，不可以挤捏孩子的痤疮，否则会引发感染，加重病情。

●便秘会加重痤疮症状，影响孩子健康。所以，想让孩子的症状尽快消退，家长还要让孩子多喝白开水，预防便秘。

藏在头发里的脓包究竟是什么东西

一天早上，有个年轻的宝妈抱着哭闹的孩子冲进诊室。她怀里的孩子只有两岁零一个月，边哭边用小手使劲儿抓挠自己的后脑勺。我见状连忙拨开孩子的头发看了看，原来孩子的后脑勺上有好几个红肿的脓包。

我心里大致有数了，问道："这种情况持续多长时间了？"

"已经一个星期了，也不见好。孩子总是哭闹，您快给看看吧。"宝妈一脸疲惫又焦急地说。

"您的孩子得了毛囊炎！"我告诉她。

"毛囊炎？严重吗？好治吗？"宝妈发出一连串疑问后又后悔地说："一开始孩子的头上只有几个小疙瘩，我以为过几天就好了，哪知道越来越严重了呢？"

"别担心，现在治疗也来得及。"我连忙安慰她，毕竟毛囊炎不是重大疾病，只要治疗得当，很快就会痊愈的。

毛囊炎到底是什么病呢？它其实是一种"磨人"的化脓性炎症，经常侵害我们身体各处毛发较多的部位，如头顶、脸部等。当我们的毛囊堵塞，无法顺利排汗，汗液中的脏污便堆积在毛囊中，经过长时间的累积，慢慢导致毛囊发炎。孩子的头部容易出汗，毛囊炎就经常出现在这里。当毛囊炎发作时，毛囊四周会变得红肿，如果感染情况严重，还会形成肿痛等问题，致使孩子的头皮上长出大脓包。

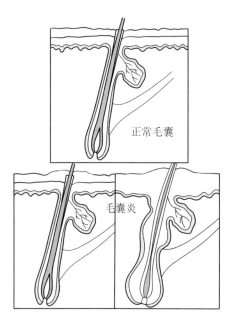

正常毛囊

毛囊炎

毛囊炎在到来之前总会给我们一些小"暗示"。比如头皮上的毛囊炎，它一般会先派脂溢性皮炎打头阵，如果人们对这个"小卒"不重视，它才亲自上阵，给人们一点"颜色"看看。

从脂溢性皮炎过渡到毛囊炎是一个缓慢的过程。当患儿的头皮出现大量油脂时，如果不及时清洗，就会患上脂溢性皮炎，长出小痘痘和痤疮。很多家长会轻视这些小痘痘，认为它们和脸上的青春痘一样，掀不起什么大风大浪，就任由它们胡作非为，于是就诱发了毛囊炎。如果家长对患儿的毛囊炎治疗不及时，患儿的头上还有可能留下一小片秃发斑，非常影响美观。

简而言之，保持清洁是预防患儿毛囊炎的好方法。但是，清洁不当也会诱发毛囊炎。

一次，一位宝妈带着不到两岁的孩子来看病，一进门就皱着眉头说："您看看，我家孩子的头上怎么有几个红肿的疙瘩呀？"

我看后发现是毛囊炎，于是问她："您多长时间给孩子洗一次头？"

"我爱干净，几乎天天给孩子洗头。"宝妈说。

我追问："您给孩子用的什么洗发液？"

"就是我们全家人都用的那种呀，有什么问题吗？"宝妈露出疑惑的神色。

"唉，孩子皮肤娇嫩，不能用大人的洗浴用品。"

得知真相后，宝妈不可思议地说："我们小时候也用大人使用的洗发液呀，根本没出现什么问题，现在的孩子也太娇贵了吧！"

"每个孩子的情况不一样嘛，以后还是给孩子用儿童洗浴用品吧。"我还给这位宝妈讲述了儿童洗浴用品和成人洗浴用品的区别，让她认识到清洁不当的严重后果。

"我真是太粗心了，让孩子遭这么大罪！"这位宝妈十分自责。

孩子皮肤娇嫩，家长在给孩子洗浴时一定要选择合适的产品，以免让孩子患上毛囊炎等皮肤疾病。

如今，毛囊炎只能算得上皮肤疾病类别中的小问题，虽然顽固但危害不大。如果放在古代，这种病可是会伤及生命的。一些见过世面的老人说，毛囊炎和老祖先说的"对口疮"很像。"对口疮"是后脑勺长出来的疮，如果治疗不及时，就会恶化成"砍头疮"，即后脑勺大面积的细菌感染。古代没有抗生素，谁要是得了这种病很容易丢掉性命。这也是"砍头疮"名字的由来。

现在，我们虽然有抗生素了，但为了皮肤健康也要及时诊治，把毛囊炎扼杀在"萌芽"状态。

鹤叔教你护肤妙方

•如果孩子得了毛囊炎，家长可以先用碘伏（学名为聚维酮碘）给患处消毒，然后涂抹红霉素软膏，每天 3 次，一般情况下三五天就会好转了。如果孩子的症状比较严重，用药必须根据患处的面积大小和发炎的轻重程度才能确定，所以家长一定要及时带孩子去正规医院的皮肤科就医。

•治疗毛囊炎期间，家长要让孩子多休息、多喝温开水，不能给他们吃辛辣刺激性食物，而且要让患处的皮肤保持清洁，更不能让孩子用手抓挠患处。

•对于沐浴用品，我建议家长给孩子选择相应年龄段的产品。成人使用的沐浴乳、洗发精等含有的化学物质很多，不宜长期给孩子使用。

肛周脓肿如何在家处理

"张大夫，您快看看我家宝宝，孩子肛门旁边肿起来了！"

一天早上，一位焦急的宝妈抱着刚满月的宝宝，走进了我的诊室。

"你先别着急，我看看孩子再说，"我示意宝妈平复一下情绪，"孩子这是得了肛周脓肿了，你摸摸还有点微微发热。"

宝妈赶紧用手轻抚了下孩子的额头。"还真是，我怎么没发现呢。几天前，我只是觉得他的屁股有点红，问题不大，没想到今天竟然肿起来了，"她惭愧地低下了头，"月子里我身体一直不舒服，没顾上宝宝，太粗心了。"

"没事的，这是婴儿常见皮肤病，这几天就接诊了好几位这样的小患者，"见宝妈的情绪平稳一些了，我接着说，"不过，小毛病也要及时处理，否则肛周脓肿久治不愈可能会形成肛瘘。"

肛瘘，在很多人眼中的成人疾病，它的前身就是肛周脓肿。这种发生于肛门、肛管和直肠周围的急性化脓感染性疾病，是一种常见的成人肛肠疾病，但其在小儿中的发病率也较高。

那么，肛周脓肿究竟是如何形成的？

导致肛周脓肿，主要有两大原因：一是皮肤被细菌感染，引发毛囊炎，再由此发展成肛周脓肿；二是因肛裂导致的继发感染。

发病初期，患儿多表现为大小便时哭闹，或臀部发红，症状并不十分明显，因此很多新手爸妈都会忽略孩子的异常，以为只是尿不湿换得不及时，让宝宝"红屁屁"了。发展至后期，患儿就可能出现哭闹不止并伴有发热、肛旁红肿等症状，甚至大便内混有脓血、不愿进食。

孩子得了肛周脓肿，一些家长会选择抹药膏，但这种做法效果不好。试想，家长把宝宝的屁股扒开抹完药，孩子一夹，药就被挤跑了，起不到作用。

对于轻症患儿，可用黄连素水加 20 毫升碘伏（学名为聚维酮碘）再加 10 毫升乐肤液（学名为哈西奈德溶液）进行湿敷。孩子睡觉时，家长将浸了药水的纱布夹进孩子的屁股里，让纱布能接触到脓肿的位置，让纱布带走热量和水分，同时把炎症带走。湿敷几天后，脓肿破了，脓被纱布带走，毒也就被"拔"走了。湿敷频率保持在一天 3 ～ 4 次。

对于重症患儿或年龄在 4 ～ 6 岁的孩子，可直接用 50 毫升碘伏加 5 毫升乐肤液来敷，每次敷药 10 ～ 15 分钟，通常敷 2 ～ 3 天即可见效，最多不超过 5 天，脓头就会破开，纱布会把脓吸出来，只要把脓吸出来就好了。

最后，鹤叔提醒各位家长，约 2/3 的小儿肛周脓肿是能自愈的，可采用保守治疗方式，无须过早手术。婴幼儿肛门肌肉尚未发育完全，如果手术出现意外，很容易导致肛门畸形。

鹤叔教你护肤妙方

• 在选择纸尿裤时，建议家长从正规渠道购买大品牌产品，要特别注意尿不湿的舒适度、柔软度、吸水性和透气性。可以先购买试用装，多用几个牌子的尿不湿，最后看看宝宝适合哪一款。

• 婴幼儿大小便后，家长应及时更换尿不湿，同时最好用流动水清洗臀部，少用消毒湿巾进行擦拭，更不能干擦，以免伤害宝宝娇嫩的皮肤。

• 除遵医嘱外，家长们要坚持母乳喂养，增强宝宝的抵抗力，以及抗击细菌和病毒的能力。

孩子酒渣鼻怎么办

有一种皮肤病被称为"玫瑰痤疮"，它给患儿的皮肤带来的伤害可不小。

玫瑰痤疮是一种十分影响美观的面部慢性皮肤病，又叫酒渣性痤疮。它的症状是围绕鼻子出现的，发病后鼻子甚至鼻子周围的脸颊、额头等部位会长出红斑，整张脸看起来像"关公脸"，鼻子更好似紫红色的酒渣，所以叫"酒渣鼻"。

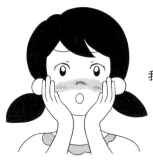

我竟然长了玫瑰痤疮？

一次，有位宝妈带着13岁的女儿来看病，女孩一直低着头，有点儿自卑的样子。

"医生，我女儿的鼻子和脸红通通的，是不是青春痘啊？"这位宝妈问道。

我仔细看了看孩子面部的皮肤，角质层非常薄，皮肤红红的，鼻子和脸颊部位还长了脓包，这是典型的玫瑰痤疮，而且症状不轻。

"这不是青春痘，是玫瑰痤疮。"我告诉宝妈。

"玫瑰痤疮？和普通的痤疮有什么区别吗？"宝妈连忙问。

"这可是两种不同的皮肤病。"

玫瑰痤疮是面部皮肤的角质层受损变薄而引发的疾病，普通痤疮则是面部肌肤的角质层增厚导致的。

那么，玫瑰痤疮到底是怎么形成的呢？我用"一个房子里的三个孩子"的故事和大家讲一讲这个疾病的几大成因。

我们的皮肤好比是一座房子，房顶就是皮肤的表皮屏障，也就是角质层。角质层一共有4层，如果我们胡乱使用护肤品，或者频繁给面部皮肤去死皮等，那么4层表皮就会变成3层甚至2层。皮肤角质层变薄，表皮含水量就会下降，而水分可以阻挡一部分阳光的伤害，所以水分缺失后皮肤就更怕晒。

房子的地面好比我们皮肤内外部的菌群，如果我们乱吃药或者不注意面部卫生，某种或者某几种菌就快速繁殖，好比地上长出的杂草，会直接破坏面部皮肤的菌群平衡。

房子里的三个"孩子"分别是我们的血管系统、免疫系统和神经系统。这三个"孩子"无论谁出现问题，都会影响皮肤健康。神经系统最为重要，它不但直接影响皮肤健康，还会影响免疫系统和血液系统的正常运行。比如，神经系统紊乱，免疫系统就会出差错，皮肤就会对某种物质产生过敏反应。神经系统不正常，血液系统也会出问题，血管无法随温度变化进行适当地扩张和收缩，导致血管异常扩张，皮肤就会产生红斑、大红脸。

除了"房顶""地面"和三个"孩子"之外，细菌和螨虫感染也是形成酒渣鼻的一个原因。

无论致病原因是什么，我们首先要做的就是把"房顶"修好，然后再解决内部问题。

"是不是要抹碘伏？我看过您拍的科普小视频，很多皮肤病都要抹碘伏？"这位宝妈问。

"真是谢谢您的支持！"我笑着说，"普通的痤疮的确需要涂抹碘伏，但是玫瑰痤疮可不行。"

治疗玫瑰痤疮，要先用标准黄连素水湿敷消炎，渐渐改善皮肤环境，让角质层一层一层地长起来。黄连素也有杀菌的作用，可以消灭小的粉刺脓头。然后涂抹适量甲硝唑凝胶剂。凝胶剂先从角质层偏厚的地方涂抹，如果没有出现不良反应，再涂抹至角质层更薄的患处。待皮肤把甲硝唑凝胶剂吸收之后，可以将温和的润肤露与 1/6 ～ 1/4 的凡士林进行混合，然后均匀地涂抹在面部。

鹤叔需要提醒大家，如果患儿的红斑长在眼睛附近，或者患儿对黄连素、甲硝唑、凡士林过敏，就不能使用这种治疗方法。

角质层修好后，皮肤内部的神经也会慢慢修复，进而使得免疫系统趋于正常，血管的调节功能得到恢复，红斑、大红脸自然就能得到缓解。

很多家长都问，玫瑰痤疮也是痤疮，为什么不能用碘伏（学名为聚维酮碘）消炎呢？因为碘伏的刺激性比较强，玫瑰痤疮患儿的角质层已经很薄了，再涂抹碘伏会损伤皮肤。普通的痤疮比如青春痘，是角质层增厚引起的，皮肤毛囊口被堵塞，渐渐发炎形成粉刺脓头，脓头周围的皮肤很厚，使用碘伏对皮肤的伤害较小。

"必须用甲硝唑凝胶剂吗？可不可以像治脚臭一样，把甲硝唑片磨成粉融入水中，然后抹在皮肤上。"有个玫瑰痤疮患儿的家长问我。

当然不行啦！治疗脚臭时，患儿把药水涂抹在脚底，甲硝唑一直与皮肤接触，会持续发挥药效。但如果把药水抹在鼻子或者脸颊上，药水露在外面，很快就挥发了，治疗效果会大打折扣。所以，治疗面部玫瑰痤疮，甲硝唑凝胶剂是更好的选择。

有个宝妈说："鹤叔，我家孩子经常写作业到深夜，根本不可能早睡，您能不能在这种情况下帮她把玫瑰痤疮治好呢？"

很惭愧，鹤叔真的没有这种本事！我一直强调，保持神经系统的正常运行是治疗玫瑰痤疮的关键。如果患儿经常熬夜，神经系统一直处于紧张状态，很容易影响免疫系统和血液系统的健康，面部皮肤的表皮屏障和菌群平衡也会受到损伤，这对治疗玫瑰痤疮非常不利。

有个宝妈说："我女儿患有玫瑰痤疮，一直按照您教的方法治疗，可是，为什么治疗效果时好时坏呢？"

每个人的体质不同，对药品的适应度也不同。对于某种药，患者要么适应，要么不适应，治疗效果时好时坏一定另有隐情。

我问宝妈："您的孩子什么时候疗效好，什么时候疗效差呢？"

宝妈说："周一至周五都挺好，一到周末就不行了。"

"您周末给孩子吃了什么？"我立刻猜到了饮食因素。

"周末我带孩子去爷爷奶奶家，奶奶做饭喜欢放辣椒，孩子也爱吃奶奶做的饭菜。"

这就是问题的关键了，患儿治疗玫瑰痤疮期间一定要忌食辛辣的食物，辣椒、酒都不可以沾。所以，我们圈内的医师都说："十个皮肤专家，干不过一个川菜厨子！"

鹤叔在这里提醒广大玫瑰痤疮患儿的家长们，想让孩子拥有健康的皮肤，治疗期间一定要让孩子远离含辣椒、酒精的食品。

鹤叔教你护肤妙方

• 如果孩子的"酒渣鼻"不是角质层变薄，而是螨虫感染引起的，就要改变治疗方法：先涂抹碘伏，再涂抹硫黄软膏。

• 孩子治疗玫瑰痤疮期间，家长要多给孩子补充维生素A。维生素A能调节皮肤汗腺功能，促进上皮细胞增生，防止毛囊角化，让皮肤更健康。

• 孩子治疗期间，家长要让他规律作息，早睡早起，保持情绪稳定。心情舒畅，孩子的病情才会好转得更快。

黄水疮传染吗

一到夏日，鹤叔总能接诊到几位得了黄水疮（相当于西医学"脓疱疮"）的患儿。这种化脓性皮肤病很折磨人，送到我诊室的孩子，通常脸部、前胸、后背、四肢等部位都会出现不同程度的大小水疱。

最麻烦的是，这些水疱的疱壁一般比较薄，宝宝因痛痒去挠抓患处，水疱破了就会流黄水，黄水流到哪儿、就会传染到哪儿，导致黄水疮不断蔓延，加重症状的发展。

也有黄水疮长在了头皮皲裂处，通常伴有流黄水，黄水干后结黄色的痂，痂旁会再冒出黄水，之后传染周围皮肤，使创面越来越大。若出现大疱型黄水疮，患儿还会有发热、嗜睡、没精神等症状。

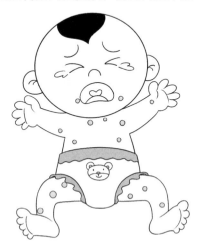

小儿黄水疮的发病，与多种主客观因素有关，包括生活环境拥挤、天气燥热潮湿、皮肤破损、皮肤未及时清洁等。不过，究其本质而言，这种皮肤病是由球菌感染造成的，这

些致病菌才是罪魁祸首。

黄水疮的护理注意事项很多，但最重要的是，及时找专业医生进行治疗，不建议家长们自行处理。

对于病情较轻且无并发症的黄水疮患儿，通常医生主要以局部治疗方案为主；如果患儿皮肤受损严重，同时合并全身感染症状，需要给予患儿一定剂量的抗生素。

除遵医嘱外，在家庭护理中，家长需对孩子的居住环境进行彻底清洁、消毒，建议使用 84 消毒液，并按时开窗通风，以此来减少空气中的细菌含量。宝宝的衣服、餐具、玩具、毛巾也最好用开水进行充分烫煮，最好再用热烘干机进行灭菌杀毒处理。

特别值得注意的是，由于黄水疮具有较强的传染性，因此家长要在医生的指导下将宝宝进行隔离，控制参与护理的人数，并加强对皮肤的清洁处理，以免发生疾病传染。此外，家长应联系孩子所在托儿所或幼儿园等机构，做好相应的消毒、隔离工作。在患儿痊愈前，家长要定期带孩子去医院进行复查，及时处理孩子的不适情况。

在日常饮食上，家长要给患儿多做富含维生素、蛋白质的食物，从而加快毒素的排出；在穿衣上，最好给孩子穿宽松、棉质的衣物，避免衣物摩擦皮损处；同时要注意患儿的个人卫生，饭前便后勤洗手，适时修剪指甲，避免抓伤患处。

鹤叔教你护肤妙方

• 孩子如果是刚发病，可先使用标准黄连素水，用干净的、孩子专用的毛巾蘸取该药水对患处进行湿敷，通常用 2 次就能掉痂。湿敷时，家长要控制毛巾的湿度，毛巾最好处在能略滴几滴水的状态。

• 在准备上述药水时，家长每次最好配 2 瓶黄连素水，其中一瓶用于湿敷，另一瓶中加入 50 毫升碘伏（学名为聚维酮碘），专门用于抹。抹的频率是每天 5 次，病情不重的情况下，一般很快就能见效，1 周后基本就好了。若在此期间黄水疮传染到人体其他部分，那就追着治，也可以抹硫黄氧化锌。

孩子出水痘在家怎么护理

"张大夫，我孩子在幼儿园被传染上水痘，把皮肤都挠破了，您看看。"去年冬天，一位年轻妈妈来到我的诊室，掏出手机给我看她拍下的照片。照片中患儿的皮肤有的已被挠破出血，看上去十分可怜。

孩子得了水痘，父母们十分心焦，更考验家长的是，如何做好家庭护理，尤其是控制住患儿挠痒的小手。

水痘是一种小儿常见的急性出疹性传染病，多发于冬春两季，1～10岁儿童为易感人群。它具有极强的传染性，传播途径主要为呼吸道传播和接触传播，如与水痘患者进行交谈，或触碰到患儿的衣服、毛巾等用品，都极有可能被传染上。

染上水痘病毒后，一般要过2～3周的潜伏期后，才会出现咽痛、发热、烦躁、咳嗽、厌食等症状。通常发热2天后，患儿的头部和躯干出现皮疹，而后向四肢蔓延。起初，水痘是红色的小丘疹，如米粒般大小；过一两天后，它会变成豌豆大小的水疱，水疱周围会有一圈红晕。之后，疱疹会干缩结痂，再过1～3周痂皮就会自然脱落。

有很多家长担心，孩子得水痘后，患处会留瘢。其实，如果没有感染或抓破，自然脱痂后的皮肤是不会留瘢的。不过，一旦染上水痘，皮肤会很痒，孩子年龄小缺乏自控力，难免不会抓挠。

像本文开头那样，把自己皮肤"抓花"的患儿，在门诊中很常见。这样做轻则抓破皮肤留下瘢痕，重则继发感染引起败血症，家长一定要引起重视。

为了防止小手乱抓，家长要把宝宝的指甲剪短，勤洗手，保持手部清洁。另外，家长们最好购买或缝制一副纯棉小手套，将其套在孩子手上，并分散患儿的注意力。

在家护理时，首先要将患儿进行隔离。由于水痘传染性强，一经确诊应立即隔离静养休息，直至疱疹全部结痂。这期间不宜外出，以避免交叉感染。

鹤叔特别提醒，倘若儿时未出过水痘，成人也有可能被患儿传染上，且一旦感染症状通常较重，因此家中如果有孩子出水痘，家长也要做好防护，戴好口罩，重视室内通风换气。

此外，患儿最好卧床休息，杜绝熬夜、过度劳累。发热时家长要首选物理降温方式进行退热处理，让孩子多喝水。生病后，孩子胃口变差，多吃容易消化的食物。同时，保持皮肤清洁，可用温水适度擦身；勤晒被褥，给孩子换宽松的衣服，以免因发热加剧皮疹发痒。

水痘属自限性疾病，一般说来，只要及时隔离，做好皮肤清洁，很多轻症的孩子1周左右可基本自愈。尽管如此，家长仍不可掉以轻心，因孩子体质存在个体差异，特别是有的孩子年龄小，免疫功能尚未健全，一旦发生感染，会出现起病急、进展快、病情加重等情况，需要及时就医。

目前，预防水痘最有效的方式，就是接种水痘疫苗，有条件的话要及时接种。

鹤叔教你护肤妙方

•如果孩子把水痘抓破了，可涂抹适量的甲紫溶液，只要结痂就基本不会感染。如果孩子痒得厉害，可遵医嘱服用止痒药［如扑尔敏（学名为马来酸氯苯那敏片）］。只要不感染、不乱抓，就不用担心留瘢问题。

•有家长误认为，水痘快点发出来就好得快，于是在护理时，擅作主张使用激素类药膏，导致水痘病毒蔓延和扩散、疾病恶化。这是绝对错误的做法，严重的话还会危及生命，家长们要切记。

"火燎泡"严重吗

秋冻季节，天气干燥，常会看到小孩嘴周长水疱。此时，家中老人见状多半会说，这是"火燎泡"，孩子是上火了，得多喝水败火，回家熬点儿梨水喝。

火燎泡是老百姓民间的说法，医学上将其称为单纯疱疹，单纯疱疹病毒是致病"真凶"。幼儿对此病毒普遍易感，一般初次感染发生在 5 岁以内。单纯疱疹病毒分为两型：1 型主要引起生殖器以外的皮肤黏膜和脑部感染；2 型主要引起生殖器部位感染。

本病具有一定的传染性，处在急性期的患者及慢性携带者均是传染源，感染者的疱液、病损部位的分泌物以及唾液中均携带病毒，可以通过直接接触方式传播（口口传播、咬指甲、吸拇指、运动碰撞等），也可通过间接接触方式传染。

由于绝大多数成人体内都含有 1 型单纯疱疹病毒，因此婴幼儿在被成人亲吻后极有可能感染上单纯疱疹。小孩子虽然惹人疼爱，但大人们还是"不亲为好"，以免宝宝日后受罪。

单纯疱疹病毒感染人体后，不会立刻发作，而是通常潜伏在相应的神经节里，在人体抵抗力较弱时（如患感冒、劳累、抑郁时），它们"伺机而动"。该病毒会沿着人体神经，一路"小跑"到皮肤黏膜，引发一堆水疱的同时，还会让皮肤产生刺痛感或烧灼感。因此，大家常会将单纯疱疹归因为"上火了"。

单纯疱疹常见于皮肤黏膜交界处，如口角、唇缘、鼻孔周围以及外生殖器等处。若单纯疱疹出现在口角、唇缘或口腔黏膜处，严重的可引起颌下或颈部淋巴结肿痛；而如出现在外生殖器处，则可引起尿频、尿痛等症状。该疱疹壁薄，呈黄白色，破溃后结痂，结的痂呈棕色，愈合后可留有暂时性色素沉着。

人体一旦感染单纯疱疹病毒，是永远无法将其彻底清除的，只能控制症状发展，因此家长们要尽量不让孩子感染单纯疱疹病毒。

为了做好预防工作，在干燥的秋冬季节，家长们要少给孩子吃辛辣、刺激、不易消化的食物，多吃新鲜的水果、蔬菜，适当补充维生素。同时，要尽量避免孩子皮肤出现损伤，户外活动时做好防护；让孩子保持平稳的情绪，养成规律的生活作息习惯，积极参与体育锻炼，增强自身免疫力，从根本上抗击病毒。

鹤叔教你护肤妙方

• 孩子若患上单纯疱疹，一定不要用手抓、挤，防止继发细菌感染，可用红霉素、金霉素软膏对患处进行涂抹。

• 通常，单纯疱疹无须特殊处理，可自行消退。不过，若发现患儿头痛、无精打采，就要怀疑单纯疱疹病毒是否"溜"进了患儿的大脑，此时家长们应及时送孩子去医院。

宝宝吸吮水疱反复发生怎么办

有个宝妈抱着孩子来找我，不解地问："医生，我家孩子出生还不到十天，为什么嘴唇上就长了好几个大水疱呢？"

我看了看孩子嘴唇上的水疱，问宝妈："孩子哭闹吗？吃奶怎么样？"

"平时很少哭闹，吃奶也不错。"宝妈说。

"那就没有问题，"我告诉宝妈，"这是孩子吃奶时唇部皮肤反复吮吸、摩擦引起的水疱，过几天就会痊愈了。"

"可是，难道孩子不疼吗？"宝妈又问。

"这种水疱长在嘴唇皮肤的表皮，而表皮是没有感觉神经末梢的，所以孩子没有疼痛的感觉。如果孩子觉得疼，就不会安安静静地吃奶了。"

"哦，原来是这样啊！"宝妈这下彻底放心了。

孩子出生后会通过反复吮吸乳头或者奶嘴获得乳汁，在吮吸时口唇皮肤黏膜频繁受到摩擦，于是就磨出了水疱。这种水疱不需要治疗，3～5天就会自行干涸脱落。不过，由于孩子会不断吃奶，嘴唇也就很有可能再摩出大水疱。不过宝妈们不用担心，孩子在反复吃奶的过程中口唇皮肤黏膜会变得越来越结实，慢慢地就不会出现水疱了。这个过程和农民长手茧很像。农民刚开始用锄头耕地时，手掌的皮肤会被磨出好几个疱，可是农民们每天都要干活，慢慢地，手掌的皮肤被磨出茧子，越来越结实，也就不会再长疱了。

吸吮水疱不是病，而是皮肤受到摩擦后的正常反应。但是，如果孩子的水疱长在口唇黏膜的交界部位，且水疱周围有红晕，孩子还出现哭闹、厌奶等现象时，大家就要考虑孩子是否患有疱疹了。此外，如果孩子的嘴唇附近出现红疹或者有脱屑的症状，也要及时带孩子去医院检查，这很有可能是湿疹。

吮吸是孩子在胎儿时期就已经学会的技能，有的孩子在妈妈的肚子里就开始吮吸自己的手指、手背、手臂等，所以一出生身上就带着吸吮水疱。新生儿皮肤表面的吸吮水疱大都是圆形或者椭圆形的，可能是 1 个，也有可能是很多个。如果是很多个水疱，它们大都排在一条纵线上，这是孩子总是吮吸一个方向的皮肤导致的。

有个孩子出生后手指上长着一个红色的水疱，家人们吓了一跳，以为是血管瘤呢。后来医师告诉他们，这是孩子在母体内吮吸手指形成的一种良性皮损，不需要治疗也能在 3 ～ 5 天内自愈。

如果孩子皮肤表面的水疱没有破，或者已经变成陈旧性结痂，一般不需要治疗就能自愈。如果孩子的水疱破溃了，家长们就要遵医嘱给孩子的皮损处消毒，以免引发皮肤感染。

●如果孩子嘴唇或者皮肤表面的吸吮水疱是完整的，宝妈们不可将其刺破，也不能让水疱过于潮湿，要让皮损部位的皮肤保持清洁干爽，这样更利于水疱自然干结脱落。

●如果孩子皮肤表面的吸吮水疱破溃了，露出新鲜皮损，家长就要用0.5%碘伏（学名为聚维酮碘）给孩子的皮损部位消毒，再涂抹适量的金霉素软膏，可以加速皮损处的愈合和结痂脱落。

●如果新生儿的吸吮水疱在四肢皮肤表面，家长们要注意不能让孩子再次吸吮水疱部位，否则会导致皮损部位出现二次损伤，引发皮肤感染等问题。

过敏那些事儿

宝宝老抓脸是因为脸痒吗

有一次，一位年轻的妈妈抱着孩子来诊室看病。她怀里的孩子只有 4 个月大，粉嫩的小脸上出现 3 道小血印。

"这是怎么弄的？"我问孩子的妈妈。

"是孩子自己抓的！"这位妈妈十分纳闷地说，"孩子的脸上既没有疹子也没有蚊虫叮咬的包，为什么总用小手抓脸呢？"

我仔细观察孩子的面部皮肤，的确没有任何发炎、过敏的症状。可是孩子经常用手抓脸，说明皮肤出现了瘙痒的感觉。

"无缘无故的，孩子的皮肤为什么会瘙痒呢？"孩子的妈妈十分不解。

婴儿的皮下脂肪层较厚，真皮纤维组织弹性较强，含水量较高，所以比成年人的皮肤水嫩、有弹性。可是，婴儿皮肤的角质层很薄、很脆弱，锁水能力较弱，护理不当表皮就容易干裂。虽然这不是严重的皮损，但足以让刺激物、过敏原（学名为变应原）等趁机侵入，导致孩子皮肤瘙痒。

"这种情况需要治疗吗？"这位妈妈问。

"不需要药物治疗，但要赶紧给孩子涂抹润肤霜，否则就会诱发干性湿疹了。"

很多成年人痴迷于去角质，认为这样能让皮肤更细嫩、干净，其实这是不对的。在鹤叔看来，角质层才是我们的"护脸神器"。它能有效吸收短波紫外线，防止皮肤被阳光晒伤；它能锁住90%的面部水分，让皮肤更加水润；它能抗酸抗碱，以免皮肤受到刺激物质的伤害；它还能抵御细菌和病毒，让皮肤不易发炎、感染。婴幼儿经常出现各种皮肤问题，大都是角质层太薄引起的。可见，我们成年人应该以此为戒，不要盲目去角质。

婴幼儿与成人的皮肤比较

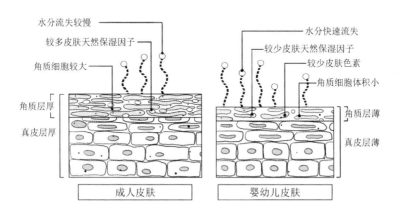

角质层薄除了锁水能力差之外，抗摩擦能力也不强。婴幼儿经

常流口水，有的宝妈就直接用口水巾帮孩子把口水擦干，可是擦着擦着就把孩子口周的皮肤擦坏了。

有的宝妈抱怨说："那我能怎么办呢？难道不给孩子擦干净吗？"

当然要给孩子擦干净，只是方法需要改进。如果孩子的嘴角有口水，我们只需用口水巾轻轻将其蘸干即可。如果孩子的嘴周、面部有汤汁、眼泪等，就要先用清水洗干净，再用柔软的毛巾轻轻蘸干。此外，大家还要给孩子涂抹护肤霜保湿。如果家长们想获得更好的保湿效果，可以尝试鹤叔发明的"小白组合"，将凡士林和润肤霜以1：2或1：3的比例混合，均匀涂抹在孩子的皮肤上。

有的人质疑："凡士林的比例这么低，能起到锁水保湿的作用吗？"

只要孩子的皮肤干裂得不严重，这个比例的凡士林就足够了。而且如果室内外气温较高，涂抹太多凡士林会让孩子的皮肤非常油腻。"小白组合"既不油腻又保湿，更适合夏天使用。

有人认为凡士林是矿物质，不能被皮肤吸收。这个观点鹤叔不能苟同。因为权威资料显示，我们的皮肤对凡士林的吸收效果仅次于对羊毛脂，而且它的保湿效果非常好。不过鹤叔要强调，涂抹凡士林后不能在阳光下暴晒，因为强紫外线会分解凡士林的分子结构，让皮肤失去这层保护膜。

皮肤是人体健康的第一道防线，我们要认真呵护孩子的皮肤，做好保湿工作。

鹤叔教你护肤妙方

• 婴儿的皮肤经常出现瘙痒现象，他们又无法控制自己不去抓挠，所以家长要勤给孩子剪指甲，以免孩子抓破皮肤引发感染。

• 为孩子清洗皮肤时动作要轻柔，水温要适中，而且不能让孩子在水中浸泡时间太长，以免皮肤出现脱水现象，导致皮肤干燥。

• 婴儿皮肤对水分的需求很大，家长除了日常给孩子涂抹护肤霜之外，还要注意给孩子补充水分，如多喂温开水等。

红包不是蚊子包，小心是螨虫包

夏天来了，蚊虫们开始活跃起来，把孩子们身上叮咬得红一块、肿一块的。

"医生，我家孩子被蚊子咬了，身上长了好多疙瘩，抹了清凉油、花露水都不管用。孩子痒得又抓又挠，这可怎么办啊？"一天，一位宝妈抱着一岁多的孩子来看病。

"多长时间了？"听了宝妈的描述，我猜测这也许不是蚊子叮咬造成的。

"都一个多星期了，一点儿好转的迹象都没有。"宝妈说着就拉开了孩子的衣领，我看到孩子的前胸后背长了很多小红疙瘩，疙瘩中间还有小水疱。虽然症状和蚊子叮咬的皮疹很像，但蚊子叮咬后的疙瘩不会聚集在前胸后背，而是分散在身体的各个部位。很显然，这个"案件"与蚊子无关。

"这可不是蚊子咬的，而是'球腹蒲螨'导致的。"我说。

"'球腹蒲螨'？是螨虫吗？不会吧，我把床铺收拾得很干净，怎么能有螨虫呢？"宝妈不可思议地说。

"您最近给孩子的床铺铺凉席了吗？"

"孩子怕热，我上个星期就把凉席铺上了。"宝妈讲述道。

"时间吻合，破'案'了，螨虫就是从凉席上来的。"

"可是，凉席我已经洗过了。"宝妈疑惑地说。

"螨虫可不是灰尘，洗不掉的，您得用开水烫才行。"

"哦，原来是这么回事啊！"宝妈恍然大悟。

螨虫无处不在，要么躲在床铺、沙发、地毯、衣柜等地方，要么寄生在我们的皮肤里。螨虫的种类很多，有的比较温顺，能与人类友好相处，有的却非常凶悍，经常伤害孩子的皮肤。有的螨虫接触到孩子的皮肤后，会让皮肤发炎、过敏，长出各种又痒又痛的皮疹、湿疹；有的螨虫从鼻腔进入孩子的呼吸道时，还会让孩子的呼吸道产生过敏反应，出现鼻炎、哮喘等症状。有的孩子患有过敏性鼻炎（学名为变应性鼻炎）、哮喘等疾病，而且经常反复发作，很可能就是螨虫造成的。

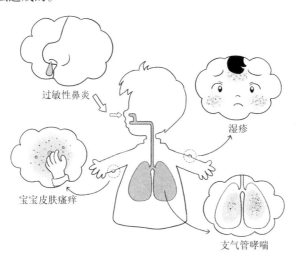

"那该怎么治呢？"这是宝妈最关心的问题。

"先给孩子的患处涂抹适量碘伏（学名为聚维酮碘），然后再涂抹艾洛松（学名为糠酸莫米松软膏），过几天就好了。"这可是鹤叔研究出的独门妙方，临床效果非常好，如果您的孩子被蚊虫、跳蚤等叮咬了，可以试试这个方法。

想彻底治愈孩子的螨虫包，宝妈们除了遵医嘱用药之外，还要注意消灭螨虫，这样才能釜底抽薪，永绝后患。

鹤叔教你护肤妙方

- 碘伏的功效是消炎杀菌，但无法杀死所有的螨虫。螨虫有40多种，如蠕形螨、疥螨等。我们人体内有十几种蠕形螨，碘伏就是它们的克星，但疥螨非常强大，碘伏是杀不死它们的。所以，并不是所有的螨虫包都能用碘伏治好，具体病症需要具体对待。

- 治疗螨虫包，除螨是关键。家长要定期扫除，想办法灭掉隐藏在床上、衣柜、地毯、沙发等地方的螨虫，还要经常烫洗衣服、床单、被罩、枕巾等贴身用品，不给螨虫作恶的机会。

没玩沙子也会得沙土性皮炎吗

沙土性皮炎，一听这个皮肤病的名字，很多人可能会觉得，它多半和孩子玩土有关。的确，玩泥沙是致病因素之一，但即便没有土，孩子也可能得沙土性皮炎。

3岁的成成是鹤叔曾接诊过的一位患儿，他在一家室内游乐场玩了一下午。回到家后，成成手部就开始发痒，随后他的双手背、手腕处起了很多大小不一的红点点。成成妈看后，以为是孩子洗手没洗干净，又给他好好洗了一遍。可是到了临睡前，成成手部瘙痒仍未好转，次日手上的红点点更多了。见状不对，妈妈赶快带成成来医院就诊，走进了我的诊室。

经过仔细检查，我确定成成手上的小红点，正是沙土性皮炎。"室内游乐场里一般都会铺垫子或毛毯，孩子在上面爬着玩的时候，皮肤受到刺激或摩擦引起炎症。"我对成成妈说。

沙土性皮炎学名为摩擦性苔藓样疹，又叫儿童性丘疹性皮炎，常见于2～9岁的儿童，好发在夏秋两季。对于此病病

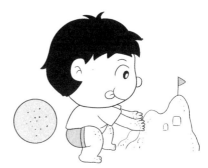

因，至今学界尚未完全清楚。一般认为，发病可能与儿童皮肤娇嫩易受刺激、紫外线照射、汗液浸渍等因素有关。发病前，多数患儿曾有过与某些物品接触或摩擦的病史，例如在沙子、泥土、毛毯、地毯上玩耍滚爬，或经常用肥皂洗手等，故认为本病是儿童对外界刺激的一种非特异性反应。

沙土性皮炎多呈对称性分布，好发于手背、前臂、肘膝等部位，以手背最常见，疹子一般呈淡红色或正常肤色，可能会有轻度瘙痒。若孩子为过敏性体质或湿热体质，则可能会继发抓痕、红斑，甚至引发湿疹。

如果发现孩子皮肤上出现了这样的红点点，家长们不必过于紧张，若临床症状不重，无须特殊处理，本病有自愈性，避免接触泥沙、玩具后，皮疹可逐渐自行消退，病程为 4～8 周，皮疹恢复期会有轻微脱屑。与前面讲的水痘、风疹等皮肤病不同，沙土性皮炎无传染性，且可被根治。

要预防宝宝患上沙土性皮炎，家长要尽量劝说小孩不玩沙土、肥皂泡沫，避免孩子在草地、沙土或地毯上进行爬行游戏，避免接触毛、化纤类物品。同时，家长要注意给孩子防晒，必要时出门前给孩子穿防晒服、戴防晒帽。

鹤叔教你护肤妙方

• 若想让孩子恢复得快一点，可以试试鹤叔推荐的治疗方法：服用板蓝根冲剂，皮肤患处不需要过多处理，可以适量涂抹碘伏（学名为聚维碘酮）。这样护理一般 2 ～ 3 周就好了。

• 如果患儿皮肤出现破损、溃烂，就需要到医院皮肤科进行诊治。家长不可随便乱用药，尤其切忌擅自在家用盐水搓洗、热水泡、在破溃皮肤处用花露水。

频繁洗手洗脸致皮肤过敏怎么办

为了预防各种病毒，很多人都养成了勤洗手、勤洗脸的好习惯。可是，有的人洗手、洗脸过于频繁，虽然把病毒挡在了门外，却把皮肤病带回了家。每年入秋之后，鹤叔都会接诊好几个因频繁洗手、洗脸导致皮肤过敏的患儿。

一次，有位宝妈给我打电话说："医生，我家孩子的双手突然长出很多红肿的皮疹，有的地方还渗出脓水了，是怎么回事呀？"

"孩子每天用什么洗手？"如果是清水洗手，不至于出现这么严重的皮疹，我猜可能是洗手用品出了问题。

"当然是 84 消毒液啊！我们全家人都用它洗手。"

"哎呀，你们怎么能用 84 消毒液洗手呢？刺激性太大了，很容易把皮肤洗坏的。"我无奈地说。

84 消毒液含有刺激性非常强的消毒剂次氯酸钠，我们的皮肤、黏膜等反复接触它很容易发生过敏反应。我们日常使用消毒液给桌子、家具、手机、地板等物品消毒时，都要将消毒液和清水按照 1：100 的比例混合稀释后才能使用。

鹤叔要提醒大家，包括 84 消毒液在内的含氯较高的消毒液都不可以用来洗手。

有的人反驳说："医生不就经常用含氯消毒液洗手吗？为什么他们的手没事？"

其实大家误解了，我们医师只有在手术前后或者接触过携带传染病毒的患者等特殊情况下才会用消毒液洗手，平时我们和大家一样用香皂、肥皂、洗手液等洗手。

"孩子的手已经过敏了，现在怎么办呢？"宝妈问道。

"要用黄连素水连续湿敷 2 ～ 3 天，等皮肤没有渗出液了，再涂抹一些艾洛松软膏，几天后就能痊愈了。"我告诉宝妈。

鹤叔认为，如何洗手远比用什么洗手更重要。只要洗手的方法正确、时间充足，普通的香皂就能帮我们消毒杀菌了。那么，我们该如何洗手呢？大家可以借鉴"四步洗手法"：第 1 步洗手掌，双手掌心相对，五指紧贴不断揉搓。第 2 步洗手背，先用一只手的手心对另一只手的手背进行揉搓，然后双手交换位置。有的人习惯手背对手背搓洗，这样清洗得不够彻底。第 3 步洗手指，要揉搓每一根手指的指缝、指背和指尖，不要放过每一寸皮肤。第 4 步洗手腕，手腕经常暴露在外，也会沾染各种细菌病毒等，用一只手的手心反复揉搓另一只手的手腕，然后双手互换角色。做到这 4 步，手上的细菌等也就清洗得很干净了。

即便不用消毒液，洗手太频繁也会出问题。

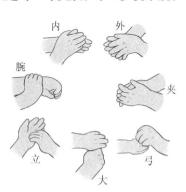

有位宝妈对我说："医生，我家孩子的手背皲裂了，是冻伤吗？"

手背皲裂与冻伤有很大关系，但与洗手过于频繁也密不可分。冬季气温较低，空气干燥，人们的皮肤会出现不同程度的缺水现象，如果我们频繁洗手，会破坏手部皮肤的锁水能力，导致皮肤缺水皲裂。所以，每次洗完手后我们都要及时把手擦干，并涂抹适量护手霜。手背皲裂的人，最好涂抹凡士林。

洗手次数较多，还会导致指甲附近的皮肤出现逆剥，也就是我们常说的"倒刺"。长"倒刺"后不要用手撕，否则会撕伤皮肤引发感染，正确的方法是用剪刀将"倒刺"剪掉。

频繁洗手还会导致手指侧面的皮肤长出密密麻麻的小水疱，而且瘙痒难耐，这种症状与汗疱疹很像，可以涂抹乐肤液（学名为哈西奈德溶液）治疗。

有的人为了预防病毒，连洗脸的次数也增多了，结果皮肤越洗越差。有个上中学的男孩面部皮肤偏油，平时洗脸次数就多，入秋以后洗得更加频繁。本来以为脸会越洗越干净，可是1个月之后他的皮肤更油了。这是怎么回事呢？

频繁洗脸的确会把我们皮肤表面的油脂清理掉，但同时也会把水分带走，导致皮肤既缺水又缺油。皮脂腺发现皮肤缺油了，会立即分泌出更多油脂，结果我们的皮肤越来越油，肤质越来越差。所以，我们要提醒孩子控制好洗脸的次数，每天尽量不要超过3次，如果经常运动出汗较多，可以适当多洗两次，但每次洗完都要尽量把水擦干，并涂抹适合自己的护肤霜。

凡事过犹不及。我们想保护好自己和孩子的皮肤，就要从正确洗手、洗脸、洗澡开始，既要确保清洁到位，也要保持皮肤健康湿润。

鹤叔教你护肤妙方

• 无论洗脸还是洗手之后，我们都要提醒孩子及时用干净的毛巾把水擦干，否则会导致皮肤表面水分流失。擦干后还要提醒孩子及时涂抹护肤霜等，帮皮肤锁住水分。如果皮肤有干裂的情况，最好涂抹凡士林。

• 如果孩子洗脸的次数较多，尽量不要频繁使用洗面奶，否则会伤害角质层，刺激皮脂腺分泌更多油脂。正确的洗法是，早晚使用洗面奶等产品，且不能直接把洗面奶涂抹在脸上，而要将洗面奶揉搓出泡沫后再洗脸。其余时间洗脸时，如果没有出汗或者灰尘不是过多的情况，用温水清洗即可。年龄较小的孩子只能用清水洗脸。

吹空调也能把皮肤吹过敏

炎炎夏日，有人戏称"自己的命是空调给的"。炙烤之下，和空调"相依为命"，是很多人的无奈选择。孩子比成人通常更容易感觉热，他们也更愿意待在空调房里。

不过，在空调房里待久了，有的孩子会觉得皮肤变得干燥、发红、瘙痒，甚至长出小疹子，有人称之为空调皮肤病。听说过空调病，那这空调皮肤病又是什么呢？

之所以会出现空调皮肤病，主要是因为室内外的温差大，皮肤的皮脂和汗液分泌减少，影响了皮肤屏障的完整性，再加上空调房内的空气干燥，皮肤水分丢失，以及在尘螨的影响下，引发皮肤过敏，出现干、红、痒、出疹等症状。

皮肤屏障就是保护皮肤组织的"城墙"，对皮肤健康而言非常重要，而皮肤屏障的最外层就是皮脂膜。汗腺分泌的汗液以及皮脂腺分泌的皮脂是皮脂膜的重要组成部分。孩子长期待在空调房内，汗液和皮脂就会减少分泌，皮肤屏障的完整性会易受到影响。

另外，空调制冷作用会导致密闭室内的空气中含水量越来越少。因为空气干燥，更多的皮肤水分通过受损的皮肤屏障跑到空气中。皮肤水分丢失，进一步破坏皮肤屏障的稳定。不通风的室内环境使各种微生物容易滋生，尤其是空调滤网上的尘螨。皮肤屏障受损加上微生物滋生，皮肤出问题的概率自然会增加。另外，尘螨也是皮肤过敏最常见的过敏原（学名为变应原），它可以通过呼吸道进入人体或者直接接触皮肤，导致各种皮肤过敏问题的发生。

因此，若要有效预防空调皮肤病，就要做到如下 3 点：

首先，做好空调的清洁、保养工作，避免细菌滋生。使用空调前或长时间使用空调后，家长都要清洁空调上的过滤器，以免积存的灰尘、尘螨被吹入空气中，降低尘螨过敏的风险。

其次，不要在大汗淋漓时，让孩子立即进入温度很低的空调房。宝宝有汗后，应先换掉湿衣，擦干汗水，在未开空调的房间内待一会，再进入空调房。千万不要贪图一时痛快而站在空调风口，尤其要避免空调直接吹向颈部。干湿交替过快，也会让皮肤受到刺激。

最后，室内外温差不要过大。空调温度应调至 27℃～28℃，并保持室内的湿度。孩子对体温的调节能力不如大人，尤其对于曾患过敏疾病的孩子来说，冷热交替容易诱发疾病发作。

鹤叔教你护肤妙方

● 孩子如果出现上述症状，家长不要急于下结论，草草判定孩子得了空调皮肤病。很多皮肤病的初始症状都是皮肤发红、发痒，出现不适最好去咨询专业医师。

● 孩子得了空调皮肤病，通常无须抹药，适当清洁皮肤后，涂一些婴幼儿专用保湿乳液即可，注重保湿是恢复的关键，这一点十分重要。

皮肤瘙痒，要不要做过敏原检测

儿童皮肤娇嫩，动不动就患上各种皮炎、皮疹。有的宝妈总认为孩子的皮肤问题与过敏有关，一到医院就主动要求医师给孩子做过敏原（学名为变应原）检测。

鹤叔就遇到过这样的宝妈。有位宝妈带着孩子来到诊室，十分焦虑地说："医生，我家孩子的脚背上长了一小块红斑，有时还有点儿痒，是不是过敏了？您给我们做一个过敏原检测吧！"

我听后很无奈，我还没有确诊呢，她却催着我给孩子做过敏原检测！

"您别着急，我先看看孩子的症状。"

孩子脱掉袜子露出脚背，我仔细看了看，孩子的脚背上的确有一小块暗红色、高于皮肤表面的瘢痕。

"孩子长红斑的地方受过伤吗？"我问道。

"去年夏天的时候受过伤。"宝妈说。

"这不是过敏引起的，而是皮肤伤口愈合时形成的瘢痕疙瘩。"我告诉宝妈。

"那该怎么治呢？"宝妈忙问。

治疗瘢痕疙瘩，用肤疾宁贴膏（学名为曲安奈德新霉素贴膏）

非常有效。把贴膏贴在瘢痕疙瘩处，每 24 小时换一次，如果一个月之内瘢痕疙瘩变软，且没有疼、痒的症状或长出新疙瘩，说明这种治疗方法起了作用，接下来连用贴膏 3 个月就能彻底治愈本病。这个治疗方法的疗效与患儿的体质密切相关，几乎一半的患儿使用这种方法后都十分有效。

几个月后，这位宝妈给我打电话说："您说得真对，孩子用了肤疾宁贴膏后瘢痕真的不见了！"

鹤叔遇到的此类家长可不止一个两个了。这里要提醒大家，引起儿童皮肤瘙痒的因素有很多，如孩子体内缺乏维生素、孩子居住环境太干燥或者太潮湿、孩子对某种物质过敏等。除了过敏因素导致的皮肤疾病之外，其他因素引发的皮肤瘙痒、皮炎皮疹都不需要做过敏原检测。

那么，哪些皮肤疾病需要做过敏原检测呢？比如，牛皮癣、荨麻疹、接触性皮炎、湿疹等。其实，即便是荨麻疹、牛皮癣这类顽固的过敏性疾病，也不一定非要做过敏原检测，除非医师了解病情后找不到患儿的发病原因，而患儿的病情反复发作、久治不愈，医师才会建议患儿检查过敏原。

过敏原检测价格不菲，根据病情不同，在几百元到上千元不等。如果宝妈们不分青红皂白就给孩子检测，不但对孩子的病情无益，还会浪费不少钱。当然，孩子是否需要做相关检测，宝妈们不宜自作主张，要遵医嘱才能避免耽误孩子的病情。

• 孩子皮肤瘙痒，要针对病因进行护理。对于干燥引起的皮肤瘙痒，家长要帮孩子涂抹润肤霜，让孩子的皮肤保持湿润；对于潮湿引发的皮肤瘙痒，家长就要让孩子的皮肤保持干净、清爽。

• 如果孩子需要做过敏原检测，家长必须提前 1 周做准备，不能给孩子吃任何抗组胺药，否则会影响检测结果。

宝妈们要知道的常识与技巧

新生儿肚脐要细心护理

婴儿出生之后，医师会把连接母子的脐带剪断，过几天，孩子身上仅剩的一小段脐带也会自然脱落，小肚子上就出现了一个肚脐眼。这个过程看似简单，但对有的家长和孩子而言却是一件非常棘手、复杂的事情。

一次，有个宝妈给我打电话，说："医生，我家孩子的肚脐怎么流'黄水'呀？"

"孩子多大了？"我问道。

"出生才15天，"宝妈着急地说，"几天前还只是有点儿发炎，今天都有'黄水'了，怎么办呢？"

"别急，把氯霉素眼药水滴在肚脐上，早、中、晚各一次，两天左右就好了。如果还不见好，就要带孩子去医院了。"

脐带脱落之前，脐带的创面就是孩子的健康隐患，有的细菌会侵入这个创面导致孩子肚脐发炎，甚至让新生儿患破伤风、败血症等疾病。所以，家长要小心护理孩子的肚脐。

新生儿脐带大约在 2 周内就能自然脱落，脱落后肚脐根部可能会出现少量血水。这是很正常的现象，在接下来的几天，肚脐根部会渐渐好转、愈合。不过，家长们要及时给孩子的肚脐消毒，包上干净的消毒纱布，防止感染细菌。

有的孩子哭闹得厉害，腹部压力较大，会把愈合的伤口撑开，导致肚脐再次出血。如果出血量较少，家长就不必担心，因为伤口很快就会愈合。如果出血量较多，或者肚脐周围有红肿现象，甚至分泌出脓液，家长就要及时带孩子去医院治疗。

孩子经常哭闹，还容易形成脐疝。什么是脐疝呢？就是肚脐旁边发生疝气。

脐疝是如何形成的呢？孩子的脐带脱落后，肚脐两边的腹直肌还没有来得及闭合，如果腹腔压力较高，有一小段肠管就会将腹壁膜顶起，让肚脐附近出现一个黄豆或者樱桃般大小的小鼓包。如果我们轻轻按压这个小鼓包，还会听到"咕噜噜"的声音，好像有什么东西在孩子的肚子里流动。

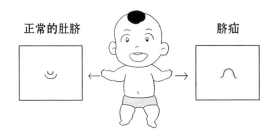

正常的肚脐　　　　　脐疝

很多新生儿都会出现脐疝，早产儿出现的概率更高。脐疝不会给孩子的健康带来影响，一般会随着孩子的长大而自动消失。但是，如果孩子2岁后脐疝还没有消退，就需要去医院接受治疗了。

有个宝妈说，她家孩子的肚脐上长了一个小肉芽，摸起来还有点儿硬。这是脐息肉，老百姓称之为"脐茸"。孩子还没出生时，脐带是和肠道、脐尿管相通的，孩子出生后脐带被剪断，腹部的肠上衣、脐尿管就要和肚脐分道扬镳，如果"分手"得不够及时、彻底，就会在肚脐上长出一个小肿块，也就是脐息肉。一般情况下，脐息肉会在半个月内自行脱落，如若不然，家长就要请医师帮忙去除了。

肚脐眼虽然小，但护理不当也会给孩子带来大危害。在孩子的肚脐脐环没有完全闭合时，家长们要细心呵护它才是。

鹤叔教你护肤妙方

● 脐带没有脱落时，家长要每天给孩子的脐带根部消毒，清理掉脐带根部的血迹、分泌物等。需要注意的是，大家给孩子消毒之前必须把手洗干净，然后轻轻捏起孩子的脐带，再用酒精（学名为乙醇）或者碘伏（学名为聚维酮碘）消毒。

● 脐带脱落后，不要让孩子的肚脐沾水。如果孩子在洗澡时肚脐沾水了，家长一定要及时用干净的棉签把肚脐处擦干，涂抹适量碘伏消毒，用干净的纱布把肚脐包上。

● 孩子的肚脐十分敏感、脆弱，过度摩擦会导致肚脐皮肤破损，引发脐炎等，所以家长要给孩子穿宽松、柔软的衣服。

●肚脐脐环在干爽的环境中更容易愈合。家长们需要注意，不能让尿不湿覆盖孩子的肚脐，否则肚脐会很闷热。此外，要勤给孩子换尿不湿，如果尿不湿上的分泌物碰到肚脐，很可能引起发炎症状。

小儿猩红热到底有多可怕

有一年冬天，一个 5 岁的男孩突然发热，最高体温达到 39.5℃，而且连续发热 3 天。到了第 4 天，男孩的身上出现红色皮疹，仅一天的时间，红疹就遍布男孩全身，而且奇痒无比。起初家长以为他得了麻疹，但考虑到孩子已经接种过麻疹疫苗，他们很快就否定了自己的猜测，于是带着孩子来找我。

我一看，孩子全身皮肤潮红，到处都是密密麻麻的红色细小丘疹。我让孩子张开嘴，孩子已经有"草莓舌"症状，咽颊部位也发炎了。什么是"草莓舌"呢？就是孩子的舌苔变成白色甚至消失，舌尖变大变红，看起来像草莓似的。当患儿长期发热，或者处于猩红热早期时就会出现这种症状。

"孩子是得了猩红热呀！"综合孩子的症状后，我十分肯定地告诉孩子的家长。

"猩红热！那怎么办呢？"孩子的家长又担忧又着急。

为孩子的健康考虑，我建议孩子住院接受治疗，这样能更好地控制病情。

猩红热是由细菌感染引起的疾病。这种细菌名叫 A 组溶血性链球菌，对人体健康危害很大。

A组溶血性链球菌能让人体的任何部位生病，尤其是上呼吸道。它本身就是一种致病细菌，它释放的毒素和蛋白酶威力也较大，能让患儿的呼吸道、心脏、肺、皮肤等部位出现一系列严重的病变。当A组溶血性链球菌进入患儿的呼吸道时，会让患儿的扁桃体、咽颊发炎。它释放的蛋白酶，会迅速把炎症带到患儿身体的其他部位，让患儿的心脏、关节等受到损害。它产生的红疹毒素还会让患儿全身起红疹子。这些症状就是猩红热的表现。

　　这种病毒一年四季都很活跃，冬春之季更加猖狂。它具有很强的传染性，可以通过空气飞沫传播进入人体，也可以从皮肤伤处钻进人体。5～15岁的孩子更容易感染这种病毒。

　　猩红热在人体内会经历3个时期：前驱期、出疹期和恢复期。

　　前驱期就是疾病发作的前期，患儿会突然高热，还会出现咽痛、头痛、草莓舌、呕吐等症状。

　　出疹期大多从病发的前两天就开始，有的患儿会推迟到第5天才出疹子。疹子为红色皮疹，先从耳朵后面的皮肤开始，然后迅速扩散至颈部、前胸、后背、四肢，直至全身布满点状充血性红疹。症状严重的患儿还会出现血疹。在腋窝、腹股沟等皮肤皱褶处，红疹会排成线条状，医学上称其为"帕氏线"。红疹也会蔓延至患儿的面部，与周围的红疹相比，患儿口鼻附近的皮肤看起来有些苍白，这就是"口周苍白圈"。皮疹会在2天内达到高峰，3天左右自行消退，严重的患儿1周左右皮疹也会消退。出疹时患儿会一直处于发热状态，直到皮疹扩散至全身后才会渐渐降温。

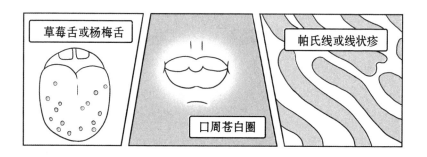

草莓舌或杨梅舌

口周苍白圈

帕氏线或线状疹

红疹退去后，猩红热就进入恢复期。此时，患儿全身的皮疹处开始脱皮，这个过程需要半个月至一个月。

经历了这3个时期后，患儿的猩红热也就痊愈了。如果患儿出现了中耳炎、心肌炎、肺炎等并发症，病程会更长，治疗起来也更麻烦。

医院治疗猩红热会采取4个措施。第1个是隔离，避免患儿将病毒传染给其他人。第2个是让患儿卧床休息，并用生理盐水帮患儿清理口腔，预防继发感染。第3个是在患儿发病早期让患儿服用或者直接注射抗生素，这样可以消灭链球菌，帮助患儿缩短病程，同时也降低了其他并发症的发生概率。这个治疗过程大约需要1周。第4个是对猩红热引起的其他并发症进行对症治疗。

猩红热是比较严重的疾病，住院治疗效果更好。一般而言，住院2周左右病情就会好转。如果患儿有一系列严重的并发症，可能住院的时间会更长。虽然猩红热这种病很严重，但现在的医疗技术完全可以治愈它，家长们大可放心。

●在孩子隔离治疗期间，家长要经常给室内通风，并保持孩子居住环境的干净卫生。为了减轻孩子皮疹的痛苦，要尽量给孩子穿宽松透气的衣服。

●治疗猩红热期间，家长要让孩子多吃流质，而且饮食要清淡，不吃油腻和刺激性强的食物。

●患儿要保持口腔卫生，每天饭后、睡觉前后都要用清水或者生理盐水漱口。如果孩子年龄较小不会漱口，家长可以用浸湿生理盐水的消毒纱布给孩子擦洗口腔，或者勤让孩子喝水。

●孩子出现皮疹后，家长要常用温水给孩子洗澡，洗完后要及时帮孩子擦干皮肤表面的水分。由于皮损处会有瘙痒症状，年龄较小的孩子可能忍不住抓挠患处，这时要把孩子的指甲剪短，避免孩子抓破皮损处，引发皮肤感染。

●孩子皮疹退去开始脱皮后，家长不能用手把孩子身上的皮屑撕掉，更不能让孩子随意撕、抠身体上的皮屑，否则不利于皮损处的好转。

婴儿鹅口疮很容易判断

　　有位宝妈发现孩子吃几口奶就要停一会儿，有时还会烦躁地哭闹起来。她觉得不对劲，就掰开孩子的小嘴看了看，发现孩子的下唇黏膜上有几个"奶瓣"。她连忙用孩子的口水巾擦了擦，却发现很难清理干净，而且擦掉的地方露出了鲜红色的皮损。她意识到这不是奶瓣，于是带着孩子来医院治疗。

　　"医生，您快给我们家孩子看一看，这嘴里长的是什么呀？"宝妈着急地问。

　　"这是鹅口疮，"我一看孩子下唇黏膜上的皮损就知道是怎么回事了，"您是不是把这些白色的斑块当作奶瓣，然后还给孩子擦'干净'了？"

　　"可不是嘛，都给孩子擦伤了！"宝妈自责地说。

　　鹤叔要提醒大家，孩子黏膜或者皮肤表面的皮损是不可以随便擦除的，孩子的皮肤很娇嫩，一不小心就会擦伤，从而引发皮肤感染。

　　鹅口疮还有另外一个更加形象的名字——"雪口病"。因为孩子口腔内的皮损是白色的形状不规则的斑点或者斑片，就像一片片大小不一、形状各异的雪花。症状较轻时，孩子口腔内的皮损并不明显，也不会带来疼痛感，家长们不易发现。症状较重时，孩子会感到疼痛，吃东西时疼痛感更强，吃奶时会出现食欲不佳、啼哭、烦躁等情况。这是一种白念珠菌感染引起的口腔皮肤疾病，具有一定的传染性，如果不及时治疗，皮损可能从口腔黏膜蔓延至牙龈、扁桃体、食管、支气管等，甚至会引发肺念珠菌病，导致患儿呼吸困难等。

宝妈们想知道孩子是否患有鹅口疮，可以从两个方面着手：一是孩子的口腔黏膜上是否出现白色点状或者片状皮损；二是孩子吃奶时是否有哭闹或者食欲下降的现象。两者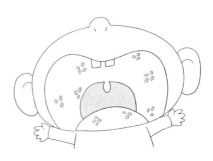都符合的话，那么孩子八成是患上鹅口疮了。

这种病多发于婴幼儿，成年人患病概率较小。其实，大多数婴幼儿的口腔内都存在白念珠菌，但健康的孩子一般不会患病，那些营养不良、免疫力较低的孩子才更容易发病。有的家长问："孩子的口腔是怎么染上白念珠菌的呢？"

这种真菌可是无处不在的。如果奶瓶、奶嘴或者母乳喂养的宝妈乳头上携带这种真菌，孩子吃奶时就会患上鹅口疮。此外，婴幼儿喜欢通过啃咬东西来缓解牙床不适感。如果孩子啃咬的玩具、衣物等带有真菌，也会引发鹅口疮。

很多家长问我："这种病好治吗？怎么治啊？"

只要早发现、早治疗，鹅口疮很快就能治愈。要先用制霉菌素溶液或者 2% ～ 3% 碳酸氢钠溶液帮孩子清洗口腔黏膜皮损处，然后再涂抹适量硼砂甘油或者冰硼散，每天 3 ～ 4 次，3 天左右病情就会好转。真菌导致的疾病大都会复发，鹅口疮也不例外。孩子的皮损痊愈后，家长要给孩子继续用药 3 ～ 4 天才能彻底消灭真菌。

鹤叔教你护肤妙方

● 预防婴幼儿鹅口疮，最重要的是做好口腔卫生。家长需要做的是：每天早晚，帮孩子清洗牙床等口腔部位；每次给孩子喂完奶后，都要让孩子喝一些温开水，将孩子口腔中的奶汁清洗干净，以免滋生病菌引发各种口腔疾病。

● 家长给孩子喂奶或者接触孩子前要把双手洗干净，以防将手上的真菌传染给孩子。母乳喂养的宝妈要注意乳房和乳头的干净卫生。比如，宝妈们喂奶前要用温水将乳头清洗干净，勤洗澡，勤换内衣，避免孩子吃奶时受到真菌的伤害。

● 孩子的餐具、毛巾、衣物等都要及时消毒，且与成人的分开放置，以免真菌借助这些工具趁机侵入孩子的口腔。

● 孩子患上鹅口疮后，家长要让孩子多吃富含维生素 C 和维生素 B_2 的食物。维生素 C 可以为孩子的口腔建立一个健康的环境，让细菌、真菌在口腔中没有立足之地。维生素 B_2 则可以预防口腔黏膜炎症，增强孩子对口腔疾病的抵抗力。

慢性唇炎可能是人为造成的

一到干燥的秋冬季，很多家长都头疼一个问题：孩子总爱舔嘴唇，越舔越干、越干越舔，导致唇部皮肤干裂、脱皮、红肿，甚至还伴有疼痛感。而频繁舔嘴唇，最终很可能导致孩子患上慢性唇炎。

慢性唇炎是嘴唇的唇红部位和唇周皮肤持续或反复发作的炎症反应，主要表现为嘴唇干燥、脱屑、渗出结痂、发胀发痒、充血水肿、灼热疼痛等，而且症状常常反复发作、时重时轻。

对于慢性唇炎的致病机制，学界至今没有统一结论。不过，通常认为，本病或与气候因素，如强烈的紫外线照射、寒冷干燥的气候等；吸烟酗酒因素，损伤唇部组织和细胞；口腔卫生因素，习惯性舔唇、咬唇、用手撕搓嘴唇以及免疫力下降，遗传基因等相关。

还有一个容易被忽视的致病因素，就是孩子擦嘴方法不正确。比如，不少孩子习惯用袖子抹嘴，殊不知这样会磨损表皮。有些家长喜欢用消毒纸巾给孩子擦嘴，觉得这样更卫生，实际上用湿纸巾擦拭会对唇部角质层形成刺激。

如今，市面上出售一些质地柔软的干纸巾（如云柔巾、保湿纸巾等），受到很多家长的青睐，她们觉得这种纸巾肯定不会伤害皮肤，但事实却不尽然。如果小孩把菜汤沾在唇部，把皮肤泡脆了，无论多柔软的纸巾擦后，都会在唇部留下微小裂口，菜汤中的盐分会刺激伤口。

如果孩子已患唇炎，家长一定要阻止他们用舌头舔唇，这样会使局部皮肤出现红斑、脱屑，干燥加重，进而加重唇炎。因为唇上唾液中的水分在蒸发时，会带走嘴唇原本就稀缺的水分，形成越干越舔、越舔越干的恶性循环。

护理唇炎时，应先用清水洗唇部，再用干毛巾沾干，最后在患处抹上开塞露（学名为甘油灌肠剂）和乐肤液（学名为哈西奈德溶液）的混合液（配比为1∶1）。药水抹在唇炎处，如果孩子感觉抹上特别紧绷，总想舔，就只抹开塞露，开塞露里面的硫酸镁是苦的，能防止孩子舔嘴唇，甘油成分也能帮助唇炎恢复。这样坚持抹药，通常2周左右就可痊愈。患儿若需要口服药，可以选用扑尔敏（学名为马来酸氯苯那敏），遵医嘱服用。

不过，鹤叔要特别提醒各位家长，上述治疗方法只适用轻症患儿，如果发觉症状特别严重，还需及时就医，以免延误病情。

最后，鹤叔要说，慢性唇炎防重于治。日常生活中，要让孩子尽量避免日晒，以减少紫外线损伤；做好保湿措施，可清水湿敷，随后涂抹润唇膏；多饮水；外出时戴口罩，避免风吹和寒冷刺激；改掉咬唇、舔唇等不良习惯；多吃新鲜蔬菜水果，合理补充维生素和微量元素等。

鹤叔教你护肤妙方

• 由于日晒时间过长导致的日光性唇炎，多发于下嘴唇，同样可使用上面推荐的方法治疗。

• 乐肤液是激素类的药物，最好在短期内使用，痊愈后就不用抹混合液了，日常推荐用凡士林护肤。

儿童扁平苔藓是什么病

苔藓是植物中的"拓荒者"，从海洋蔓延到陆地生活，在地球生态圈中扮演着非常重要的角色。有一种以苔藓命名的皮肤病称为扁平苔藓，它也有"拓荒者"的本领，能从人们的皮肤蔓延至指甲、毛囊、口腔黏膜等部位，而且一发作就持续几个月甚至几年。

扁平苔藓的患病率是 0.1% ～ 4%，患者多为中年人，儿童患者在整个患病群体中只有 0.56% 左右。无论老少，谁要是不小心患上这种疾病，手腕等部位的皮肤就会出现红色斑点，几周后这些斑点会变成紫红色的斑块和扁平丘疹。患上扁平苔藓后，患儿的皮肤会瘙痒难耐又不能抓挠，因为被抓挠过的地方很容易发生同形反应，出现新发丘疹。倘若不及时治疗，皮疹还会蔓延至全身各处。

扁平苔藓不但会伤害患儿的皮肤，还会破坏患儿口腔内的皮肤黏膜，让患儿产生火烧火燎的疼痛感。据统计，扁平苔藓患儿中约 70% 都有口腔损害，患儿的齿龈、舌黏膜、上下唇等部位会出现排列成线状、环状或者网状的乳白色斑点，有时也会有斑块、丘疹、溃疡等症状。

有个 5 岁的女孩在妈妈的陪伴下来诊室看病，她的上下唇唇红黏膜出现条纹状白色皮损，皮损表面是暗红色，舌头右侧边缘也有白色条纹，表面是珠光色。

"孩子的症状有多长时间了？"我问孩子的妈妈。

"有一年多了，"这位妈妈说，"一开始孩子说嘴里又干又疼，我以为是口腔溃疡或者上火，就没带孩子去医院治疗，谁知道这么长时间了都不见好！"

"这可不是口腔溃疡，而是口腔扁平苔藓。"我又检查了孩子四肢等部位的皮肤，幸好还没有出现皮疹和斑块。

"这是什么病？好治吗？"孩子的妈妈问。

"放心吧，这种病是可以治好的，只是病程比较长。"

症状较轻的口腔扁平苔藓不需要特别治疗也能痊愈，但时间较长。为了避免患儿病情恶化而不自知，医院会建议患儿定期复诊。症状严重的患儿需要使用激素免疫抑制剂治疗，皮损部分要涂抹皮质类固醇。如果患儿的口腔扁平苔藓是慢性的或者反复发作，最好使用氨苯砜。

"孩子平时挑食吗？"我又问孩子的妈妈。

"可挑食了，不怎么吃蔬菜！"妈妈无奈地说。

补充维生素可以辅助治疗扁平苔藓，于是我提了一个建议：每天用维生素 E 涂抹患处，同时口服维生素 B_2。

"服药以后每个月来医院复查一次，我要观察孩子病情的发展情况。"

这位妈妈十分配合，每个月都带孩子来复查，等到孩子第 2 次来复查时，她舌头右侧边缘的白色条纹已经有了明显的好转。

扁平苔藓还会破坏孩子的指甲。在扁平苔藓患儿中，约 15% 会发生甲扁平苔藓。患儿发病后指甲渐渐变薄、萎缩，甚至整个甲板都会消失。

不少患儿的家长问我："这种病到底是怎么来的？"

很抱歉，目前整个医学界都没有搞明白它的来源。一些临床试验表明，这种疾病可能具有遗传性，也有可能与我们人体的免疫系统、内分泌系统、神经系统等密切相关，与病毒感染、药物过敏等也脱不了干系。

据相关报道，10% 的扁平苔藓患儿都有精神创伤史。有个小男孩患口腔扁平苔藓 2 年多，去医院治疗后效果不佳，医师询问孩子的生活和精神状态后才知道，孩子因家长离异产生巨大的心理压力，情绪波动较大，病情一直没有好转。

维生素以及微量元素缺乏也是扁平苔藓的一个致病因。在诊治了很多儿童病例后，皮肤科医师们发现，偏食、营养不良的孩子更容易患扁平苔藓。老百姓常说"病从口入"，吃错食物、少吃或者多吃了某种食物都有可能引发疾病。所以，家长们要帮助孩子养成良好的饮食习惯，多吃富含维生素和微量元素的食物。

外伤也有可能让孩子患甲扁平苔藓。有个孩子碰伤了手指，指甲处出现一个小伤口，家长没有及时给伤口消毒，也没有提醒孩子注意伤口卫生，导致伤口感染细菌，引发甲扁平苔藓。

虽然扁平苔藓治疗起来有些棘手，但只要找到病因、正确用药，是完全可以治愈的。在扁平苔藓早期，我们不能因为皮损不大而忽视治疗，否则皮损会扩散至全身，治疗起来难度更大。所以，孩子患扁平苔藓后家长一定要带他去正规医院接受个性化治疗。

鹤叔教你护肤妙方

●保持口腔卫生可以辅助治疗口腔扁平苔藓。临床发现，口腔扁平苔藓患儿的口腔卫生情况普遍较差，改善口腔卫生后病损就会明显减轻。所以，家长要提醒孩子在饭前、饭后、外出回家后用清水漱口。

●定期检查有助于控制病情的恶化。无论扁平苔藓的损伤在皮肤表面、口腔还是指甲部位，患儿都要定期去医院进行检查，积极配合医师对患处进行护理，控制病情发展。

●扁平苔藓患儿既要忌食辛辣刺激的食物，还要忌食烫食，否则会刺激口腔黏膜，不利于患处的愈合。

儿童扁平疣不是大病，但对外貌有影响

颜值即正义，这是时下很流行的一句话，足可见如今人们对"面子工程"的重视程度。对于小朋友而言，虽不用过分追求高颜值，但外观依旧会影响他们的社交、学习。有一种小儿皮肤病，它虽然没有太大的危害，但却十分影响孩子的面部美观，它就是扁平疣。

扁平疣如芝麻、针尖大小，个头一般不超过绿豆，其表面平平的，颜色一般为黄色、黄褐色、浅灰色、黑色或棕色，易出现在脸、手背、前臂等部位。本病一般不会出现在 2 岁以下的幼儿身上，其致病原因是患儿感染了人乳头瘤病毒（HPV），常见的有 HPV 3 型、8 型和 10 型。

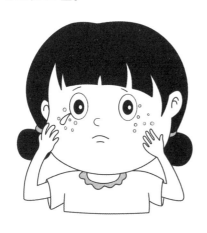

扁平疣多见于 20 岁上下的年轻人，因此又叫"青年扁平疣"。有些扁平疣会在 1 ～ 2 年内自然消退，不过"长年带疣"的患者也不在少数。出现这种差异的原因，主要与患者自身抵抗 HPV 的免疫反应能否被激发起来有关。

孩子得了扁平疣，有的很久都无法消退，家长们因此十分心焦，其实大可不必。碘伏（学名为聚维酮碘）是家中常备药，很多人不知道它其实就是扁平疣的"克星"。

在患儿扁平疣上涂抹碘伏，每天 3 次左右，因为孩子的角质层相对薄（只有 7 ～ 8 层），药力比较容易渗透进皮肤，约有一半的孩子用此法就可成功"去疣"。成人也可用此法，不过因为大人的角质层厚一些（约有 15 层），需要先把表皮打薄，再每天抹 3 ～ 5 次碘伏。"磨皮"工具可以用乌鱼骨，1 周最多磨一次，次数过多容易伤害角质层，反而不利于皮肤康复。与儿童相比，碘伏去疣法对成人的有效率较低，仅 30% 左右。

当扁平疣快要消退时，皮肤可能会有点痒还会有点红肿，这时碘伏可以接着涂，此外家长要看好患儿的小手，别让他们乱抓挠。涂抹碘伏时，要注意避开眼周，因为此处皮肤比较娇嫩，容易引起不良的刺激反应。

鹤叔提醒家长，如果发现孩子出现频发复发、体积大、位置深、伴有严重疼痛的扁平疣，那么最好是带孩子去找专业皮肤科医师，不要自作主张给孩子随意用药。

鹤叔教你护肤妙方

●用激光去除扁平疣，效果快、去除彻底，但这种外科手术方式会让孩子很疼，而且很有可能会留瘢。在确认药物方式无用或扁平疣处于眼周的情况下，大概率只能借助激光去除。鹤叔建议家长们，对待扁平疣要有耐心，抱着"打持久战"的准备，别一上来就着急做激光治疗。

●如果出现扁平疣复发，通常采取和上一次一样的治疗方式即可，或者遵医嘱。不要等到扁平疣变大、变疼或开始扩散的时候再求医问药，以致延误病情。

儿童寻常疣可自行消退吗

"张大夫，您看看，孩子大拇指旁边长了一串硬硬的疹子，这是什么呀？"说话的是文文的妈妈。上周，文文手上开始长这些"硬疹子"，因为孩子不疼也不痒，家长没有当回事。可是，没过几天，"硬疹子"越来越多，文文妈妈觉得不对头，就带孩子来了医院。

经过仔细检查，鹤叔初步判断，文文得的可能是寻常疣。

对于寻常疣这一皮肤病名称，家长们或许很陌生，但它却是一种常见的由人乳头瘤病毒（HPV）引起的表皮增生性疾病，具有一定的传染性。本病发病率极高，属于皮肤科门诊常见病。很多家长觉得，长个疣子不碍事，慢慢自己就能好，实则不然。有一些寻常疣能自行消退，但不少是不能消退的，而且会反复发作，严重的会让孩子感到异常疼痛（如个别长在足底的寻常疣）。

通常，寻常疣大的如豌豆、小如针尖，呈半圆形或多角形，质地较硬，表面粗糙，颜色以呈灰褐色或正常肤色为主。患儿多数没有不适感，偶尔会感觉患处有压

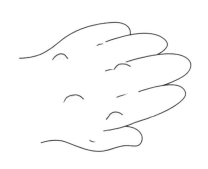

痛，摩擦或撞击该部位易出血。

寻常疣在全身各部皆可出现，不过长在手部和脚部最为常见。寻常疣若长在指甲附近，就是甲旁疣；若长在足底部，就是跖疣。

得了甲旁疣的患儿，通常有啃指甲的不良习惯。在后期护理时，家长首先要帮助孩子改掉这一习惯，分析是否因为精神紧张等形成这一行为，而非一味指责批评。而对于长了跖疣的孩子，家长要仔细查看孩子的鞋袜，是否存在异物或过于紧，进而导致孩子足底部皮肤出现皮损。

由于寻常疣具有一定的传染性，在家庭护理中，家长要将患儿的物品单独放置，家庭其他成员不要与孩子共用物品，以防被传染上本病。此外，家长要勤晒患儿的被褥、衣物，要保持孩子皮肤的清洁和卫生，给他们勤洗手、勤换衣，避免皮肤外伤或出现皮肤破损，以防病毒扩散至其他部位。

在前面介绍扁平疣时，鹤叔曾推荐过"碘伏去疣法"，但这一方法不太适合去除寻常疣（有效率不及 10%），原因在于，寻常疣的角质层太厚了，碘伏（学名为聚维酮碘）根本渗不进去。如果出现寻常疣，鹤叔建议家长，适时带孩子去专业医院，用激光将其打掉。

不过，需要提醒各位家长的是，若长了甲旁疣或跖疣，不建议使用激光疗法。主要原因是，激光会影响指甲发育，而足底接受激光治疗后，因为走路来回摩擦，伤口不易愈合、容易发生感染。

鹤叔教你护肤妙方

● 鹤叔给家长们介绍一个"鸡眼膏配方"，能够巧治寻常疣。鸡眼膏中间会有一个红色的圆点，它的成分是水杨酸，把高锰酸钾放在此处，将其贴至寻常疣上方。贴够 24 小时后，寻常疣就会变黑。每次贴 2 天，之后停 10 多天，此为 1 个用药周期，通常最多贴 3 个周期就可以了，皮肤嫩的用 1 天就要停止。千万不要连续使用该药膏，否则皮肤就会被腐蚀，甚至变成一个小坑。这个方法贵在坚持，不要一味图快。如果一次没清除干净，那就过几天再用 1 个周期，一定要慢慢来。

儿童头癣要重视

最近，6 岁的熙熙头皮经常发痒，还新出了很多头皮屑。一开始，熙熙妈妈以为是孩子不干净，但洗了几遍头依旧不见好，而且后来竟然秃了一块。于是，熙熙妈妈赶紧带孩子去医院检查，走进了我的诊室。

根据临床表现和实验室检查结果，鹤叔判断熙熙得的是头癣。然而，对于孩子为什么患上皮癣，妈妈百思不得其解。

"家里养小宠物吗"？经鹤叔这么一问，熙熙妈妈才恍然大悟，熙熙头皮痒正是从新成员"小喵"到来后才有的。不过，熙熙妈妈还是有点不解："我家小猫很干净的，每天都给它洗澡，家里也注意卫生，怎么还会传染疾病呢？"

家长不知道的是，宠物如果患有皮癣，光靠洗澡是洗不掉的。当孩子与其亲密接触后，就很容易被传染上。皮癣是一种由真菌引起的疾病，熙熙家的小猫很可能携带了头皮真菌。

同样暴露在真菌下，为什么熙熙得了头癣，妈妈却没有呢？主要是因为成年人即便感染上了头皮真菌，很少会罹患头癣。成年人头皮内皮脂腺中的脂肪酸含量高，可以抑制头皮真菌生长发育，加之成年人头皮角质层厚且密集，抵抗力强，故成年人几乎不患头癣。

儿童则不然，其皮脂腺中的脂肪酸含量很低，头皮角质层也薄，抵抗力很差，一旦受到头皮真菌感染，真菌就会在头皮角质层内发芽、生长，产生大量菌丝伸入毛囊、毛发，引起毛发破坏、干枯和易折。

头癣的主要表现是掉头发，有的头发是贴着发根断掉，头皮上能看到头发根的黑点；有的断发会留一点发茬。部分孩子还会出现头屑增多、头发变灰变暗等症状。

在用药上，给患儿涂抹碘伏（学名为聚维酮碘），通常效果不错。碘伏顺着头皮角质层向下渗透，就能杀死真菌，只是"杀菌"过程需要时间长一些，家长们要有耐心。

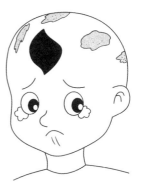

有些家长难以分辨头癣和斑秃、乳痂这 3 种疾病，其实区分起来很简单。首先，看头皮上能不能看到发茬，若头皮是光的、看不到发茬，基本可以判断是斑秃。小孩得了斑秃不用管，主要是因为毛囊休眠了，通常 3 个月就长出来了。其次，看患儿的年龄。乳痂通常发生在婴儿期（1 岁以下），若孩子满 1 岁了，头皮还出现鳞屑斑片，那就要怀疑是得了皮癣。

特别需要注意的是，头癣具有一定的传染性，因此确诊后患儿要居家隔离治疗，家庭成员也要做好防护。正在上幼儿园、小学的儿童暂时不要去上学，以免传染给其他孩子。

● 治疗头癣以局部用药为宜，一般情况下不要口服抗真菌药。用药方面，可以尝试使用碘伏，每天 3 次，效果可能比药膏还好。

● 千万不要相信一些所谓的网红防脱洗发水、生发养发药水宣传或民间偏方等，以免耽误孩子最佳治疗时间。

儿童牛皮癣要不要治

2004 年，国际银屑病理事会将每年的 10 月 29 日定为"世界银屑病日"。

银屑病为什么会有自己的专门纪念日呢？因为全球患银屑病的人约有 1.25 亿之多，这些患者不但受到疾病的困扰，还要忍受被人歧视的心理压力。

银屑病就是老百姓常说的牛皮癣，发病时皮肤会长出很多像绿豆大的红疙瘩。这些疙瘩会渐渐变大，成为一块块形状不一的红斑。红斑表面盖着一层层银白色如鳞片状的皮屑。用指甲轻轻一刮皮屑就会落下来，露出潮红的皮肤，很影响美观，所以银屑病患者经常受到他人的歧视。世界银屑病日的设立，为的是普及疾病知识，让人们正确认识银屑病，尊重银屑病患者。让人遗憾的是，这 1 亿多患者中还包括不少儿童。有的家长听说孩子患上银屑病后精神压力非常大。

一次，有个宝妈带女儿来看病。她告诉我："一开始孩子的小腿上长了几个小红疙瘩，我以为是普通的疹子，就没当回事，后来疙瘩变大了，还长到头上、身上。您快给看看，这是什么病啊？"

这位宝妈的话一说完，我就猜到可能是银屑病了。我认真看了看孩子身上的红疙瘩，又摸了摸疙瘩上的鳞屑，于是告诉宝妈："您的孩子患上了银屑病。"

"银屑病？"宝妈一听就着急了，"我听说过，这种病没办法根治，而且会反复发作，对吗？"

我点点头，说："是的。"

"那怎么能行呢？她可是个女孩，身上长着这种红斑，以后可怎么办啊？"宝妈的情绪变得很激动。

我连忙安慰她说："您不用太紧张，只要积极治疗，病情就能得到控制。而且您的孩子只是患上了症状很轻的寻常性银屑病，正确用药，症状很快就会消失的。如果平时比较注意，可能好几年都不会复发呢！"

"真的吗？那该怎么治呢？"宝妈听后情绪稍微平缓些了。

"只要按时、按量涂抹激素软膏就可以了。"

"长期涂抹激素软膏会不会有不良反应啊？"宝妈担心地问。

"您也可以选择卡泊三醇，这种药不是激素药，涂抹后不会出现激素类药物导致的不良反应。"

"不用吃药吗？"宝妈还有点儿不放心。

"不用，寻常性银屑病不吃药也能好。"

银屑病有轻有重，寻常性、滴状银屑病症状比较轻，患儿身上只有少量点状或斑块状的皮疹。关节病性银屑病、红皮病性银屑病和脓疱性银屑病就比较严重。

关节病性银屑病，当孩子发作时，四肢等部位的关节就跟着发炎，出现关节疼痛、肿胀的情况，严重时孩子连活动都十分困难。

如果银屑病治疗不当，孩子皮肤受损严重，病情就会渐渐蔓延至全身，如果全身红斑超过70%，就属于红皮病性银屑病。红皮病性银屑病还会出现发热等各种并发症，且反复发作，治疗周期很长。

脓疱性银屑病就是孩子的皮肤出现无菌性脓疱，这些脓疱会扩散成一片。脓疱有可能只出现在孩子的掌趾部，症状较轻，只是瘙痒或者疼痛。脓包也有可能遍布孩子的全身，发作时还伴有发热、关节疼等症状。

很多患者问我："这种病到底是从哪儿来的？"

说实话，它的病因非常复杂，包括遗传因素、心理因素、感染因素，等等，包括我在内的很多医生都不清楚其确切来源。

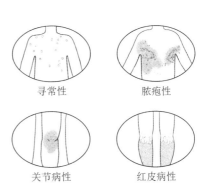

寻常性　　　　脓疱性

关节病性　　　红皮病性

我这里有个案例：有个孩子父母离异了，在学校也经常受到老师的批评。他内心十分压抑，久而久之，身体免疫功能渐渐失调，患上了银屑病。他的妈妈得知这个情况后既自责又焦虑，四处打听根治的方法。她带着孩子东跑西跑，给孩子带来极大的心理负担，病情反而更重了。所以，我每次遇到银屑病患儿时都会认真和他们沟通，以了解是不是由心理因素诱发的疾病。

针对这种顽固的疾病，全球医学界经过千百万次试验，已经研究出一套系统的治疗方案。比如寻常性银屑病，患儿刚长出一些斑块、斑点，只要用激素软膏就能控制病情。对于其他类型的银屑病，医学界也有相应的治疗方案，只要患儿按照正确的方案治疗就会有较好的效果。反之，如果家长们胡乱给孩子使用偏方，很容易把症状较轻的寻常性银屑病拖延为严重的红皮病性银屑病、脓疱性银屑病、关节病性银屑病等。总而言之，治疗银屑病，相信科学才不会走弯路。

对于年幼的患儿，家长一定要早预防、早治疗，听正规医院专业医师的指导，这样孩子的病情才会得到控制。

鹤叔教你护肤妙方

● 孩子患上银屑病，家长首先要放松心情，帮助孩子正确认识、乐观面对这种疾病，积极配合正规治疗。其次要帮助孩子养成健康规律的生活习惯，如早睡早起、合理饮食、劳逸结合等。

● 银屑病的治疗与皮肤微环境有很大关系。如果孩子是干燥型银屑病，家长就要多给孩子涂抹凡士林等润肤霜，家中也要常备加湿器；如果孩子是湿毒银屑病，家长就要注意帮孩子除湿，经常烘烤、晒被子，或者给孩子换一个适宜的居住环境。

● 有些银屑病患儿在立秋、入冬之后病情加重，这是冬季性银屑病。家长可以多带孩子到户外晒太阳，让孩子多运动、多出汗，这对病情的好转非常有利。

孩子得白癜风怎么办

我们经常看到有些人的皮肤出现一块一块的白斑，这其实是白癜风。

白癜风是一种色素性皮肤病。当患儿皮肤中的黑色素细胞功能消失后，皮肤缺少黑色素，就会出现一块块、一片片的白斑。世界卫生组织发布的数据显示，全球白癜风患者的发病率为 1% ～ 4%，我国为 0.5% ～ 2%。白癜风的发病者遍及婴儿、青少年、壮年和老人等人群。

在众多白癜风患者中，约 15% 的人是不满 10 岁的儿童。

白癜风可不是平白无故跑到孩子身上的，其主要病因有两个：遗传和免疫力低下。

如果家族中有白癜风患者，那么孩子患白癜风的概率很大，有的孩子甚至一出生就长有白斑。

另外，免疫力低下是儿童患上白癜风的主凶。比如，有的儿童免疫力差，体内由于某种原因无法正常合成黑色素，从而诱发白癜风。

一次，有位妈妈带着 1 岁多的孩子来看病，焦急地说："医生，您看我家孩子身上的白斑，是白癜风吗？"

我仔细查看了孩子的皮肤，点头说："的确是白癜风。"

这位妈妈难过地说："为什么我的孩子这么倒霉，小小年纪就得了白癜风！"

"您先别着急，这种病是可以治好的。"

其实白癜风是"症"而不是"病"，就像发热、咳嗽是"症"，引起发热、咳嗽的感冒和肺炎才是"病"。想消除这个"症"，我们就要先治好隐藏在孩子身体内的"病"，而不是在皮肤表面乱下功夫。

"最近孩子生过病吗？"我想找到孩子的病因。

"我家孩子体质比较弱，一入秋就感冒了好几次。"

"孩子感冒的时候扁桃体发炎了吗？"我又问。

"唉，我家孩子几乎每次感冒扁桃体都会发炎。"

这就是病因。当孩子体内的炎症反复发作时，身体就会做出"应激反应"，派出淋巴细胞与病毒战斗。对大多数人而言，淋巴细胞消灭病毒后，"应激反应"也就结束了。但免疫力较差的人就不同了，炎症消除后，"应激反应"依然在他们的身体内发挥作用。如果孩子经常感冒、发炎，"应激反应"反复发作，就很有可能诱发白癜风。所以，当孩子出现感冒、发热的情况时，一定要尽早治疗。

此外，外伤也会加重白癜风的病情。当白癜风患儿的皮肤受伤后，如果没有及时处理伤处，就很容易发生"同形反应"，导致白癜风的皮损面积变大。什么是"同行反应"呢？就是当皮肤出现损伤后，该部分皮肤免疫力降低，容易被其他部位的皮肤病同化，加重原有的皮肤病病情。因此，家长们要细心照顾白癜风患儿，及时给他们处理外伤伤口。

　　鹤叔提醒家长朋友们，白癜风很可能随着孩子年龄的增长而扩散至全身。所以，当大家发现孩子身上长白斑后，一定要及时带他去正规医院治疗。

鹤叔教你护肤妙方

　　●适当晒太阳对白癜风的治疗有辅助作用。阳光中的紫外线会激活皮肤中的黑色素细胞，抑制白斑的形成。但家长们不能让孩子久晒和暴晒，以免皮肤晒伤后发生同形反应，使白癜风皮损面积扩大。

　　●治疗白癜风期间，要调节孩子的饮食，让孩子少吃富含维生素 C 的食物，多吃黑米、木耳、黑芝麻等黑色食物。维生素 C 具有美白、控制黑色素细胞分泌黑色素的作用，不利于白癜风的治疗，而黑色食物可以促进皮肤黑色素细胞的生成，有辅助治疗的效果。

　　●研究发现，精神压力过大也会导致患儿的白癜风病情加重。当孩子经常处于心理压力过大或者精神紧张状态时，机体内分泌就会失调，免疫系统也会发生紊乱，从而影响体内黑色素细胞的正常运作，引发或者加重白癜风。所以，家长们要及时帮孩子缓解压力，让孩子保持身心舒畅。

儿童灰指甲是怎么得的

　　小朋友应该主动结交朋友。可是，有的孩子不敢伸出双手拥抱朋友，因为他们的指甲生病了，而且还会传染，朋友们都唯恐避之不及。

　　我接诊过一个 2 岁多的小女孩，她伸出双手，10 个指甲又厚又黄，与她白净的小嫩手形成鲜明对比。

　　"医生，我女儿的指甲是怎么回事啊？"女孩的妈妈一脸愁容地问。

　　"这是患上了灰指甲。"

　　"小孩子怎么会得灰指甲呢？"这位妈妈十分不解。

　　"灰指甲是真菌感染引起的疾病，而且具有传染性，孩子抵抗力弱，很容易患上呀！"我又问她，"孩子接触过患有灰指甲的人吗？"

　　这位妈妈想了想，恍然大悟道："孩子的爷爷就有灰指甲，今年过年我带孩子回老家，孩子经常和爷爷待在一起，应该是被传染了。"

　　"大人患上灰指甲要及时治疗，否则很容易传染给孩子。"我告诉她。

　　孩子的免疫系统尚未发育成熟，当真菌侵入孩子指甲周围的皮肤时会破坏孩子的甲组织，引发灰指甲。很多家长认为，灰指甲只是众多皮肤疾病中一个毫无杀伤力的小角色，除了会降低手和脚的颜值外，并不影响孩子的正常生活，不需要治疗。

鹤叔要提醒大家，"别拿灰指甲不当病。"这种病一般不会自愈，而且病程很长。患儿得了这种疾病后，指甲表面会渐渐失去光泽，变得浑浊而有裂纹。指甲也会变厚、变脆，从透明状变成褐色或者灰白色。如果长期不治疗，还会导致甲床分离，引发甲沟炎等疾病。因此，无论成年人还是儿童，一旦患上这种疾病就要及时就医。

孩子患上灰指甲的原因有很多。当鞋子不透气时，孩子的脚一直闷在湿热的鞋袜里，而温热潮湿的环境最容易滋生真菌，所以脚指甲很容易被藏在鞋袜中的真菌侵袭，染上灰指甲。

皮肤损伤也会诱发灰指甲。当孩子指甲周围的皮肤受伤时，局部皮肤的免疫力降低，病菌就会乘虚而入，让指甲生病。

有个患儿不小心碰伤了手指，他的妈妈没有在意，只是给孩子贴了一个创可贴。后来，孩子的伤处痊愈了，但指甲变成了灰白色的。这就是皮肤损伤引发的灰指甲。

灰指甲大致分为甲旁型和甲下型。甲旁型灰指甲又叫浅表型灰指甲，症状位于指甲的甲板表面和侧面，起初是一些小白点，后来慢慢变大、变浑浊，直至指甲变成黄白色，而且十分脆弱。甲下型灰指甲的症状位于甲板和甲床之间，让指甲看起来很厚，颜色呈灰白或者褐色。

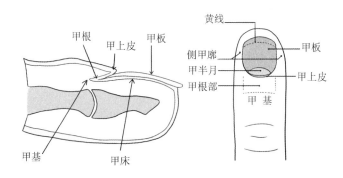

甲板：指甲；　甲床：我们指甲下面的小肉垫

孩子得了灰指甲，又难看又容易传染，该怎么办呢？

家长们别担心，将氯霉素眼药水和碘伏（学名为聚维酮碘）以2∶1的比例进行混合，如果孩子是甲旁型灰指甲，直接把混合后的药水涂抹在甲板上即可；如果孩子是甲下型灰指甲，要先用修剪指甲的锉刀把孩子的硬指甲搓薄，然后再上药。每天3次，连用3个月，大约50%的患儿会见效。

有些患儿的家长问："如果我的孩子属于另外50%患儿，这个方法不管用怎么办？"

鹤叔只能说："那您必须去医院进行正规治疗。"对于灰指甲，正规医院也有相应的治疗方案。比如拔甲疗法，把患儿的灰指甲拔掉后涂抹抗真菌药，新长出来的指甲就是健康的。还有内服药物疗法，患儿通过服用特比萘芬、伊曲康唑、氟康唑等药物对抗真菌，可以保证新长出来的指甲是健康的。新指甲慢慢代替灰指甲，病也就治好了。

●如果孩子患有灰指甲，家长要提醒他勤洗手、洗脚，勤换鞋袜。此外，还要为孩子挑选大小合适、透气性好的鞋子，不给真菌滋生的机会。

●给孩子准备专用的洗脚盆和毛巾，家庭成员的脚盆、毛巾等也要专人专用，这样才能避免真菌传染。

●平时给孩子剪指甲时要让甲板长于甲床，否则甲床露出很容易受伤、感染，引发灰指甲。

孩子也得脚气吗

脚气，很多人都觉得，这是成年男性才会得的病，实则有些小朋友也是"香港脚"。长了脚气，脚趾缝间会脱皮、脚底会起小水疱，让孩子瘙痒难耐，十分折磨人。

老百姓口中的"脚气""香港脚"，医学上称为足癣，和前面讲的头癣一样，也是由致病真菌引起的皮肤感染。

这种致病真菌的名字是"皮肤癣菌"，具有亲角质蛋白的特性，热衷于"破坏"人和动物的皮肤、毛发和指甲，进而引发感染。该真菌的"破坏力"很强，能"入侵"脚的不同部位，如脚趾缝、足底、足侧缘和足跟等。

足癣极具传染性且常复发，青壮年男性是易患人群。而孩子得脚气，多数和家庭成员有关，很可能是家长患有足癣，其用过的毛巾、鞋袜、光脚踩过的地板携带了致病真菌，而这些东西恰巧让孩子触碰到了。

足癣的症状比较多，常见的有水疱、糜烂、鳞屑、皮肤角化，伴有局部瘙痒等。根据症状的不同，足癣可分为浸渍糜烂型、水疱鳞屑型和角化过度型。

水疱鳞屑型足癣常"出没"在脚掌中间，可蔓延至足侧缘，其主要表现为分散或成群出现的小水疱，并伴有圈状脱屑。

　　浸渍糜烂型足癣是最常见的一种足癣，以趾间为主要发病部位，可在多个趾间先后或同时发生，甚至能波及邻近的皮肤，患处会发白、糜烂、抓之流滋，搔抓后可能继发感染。

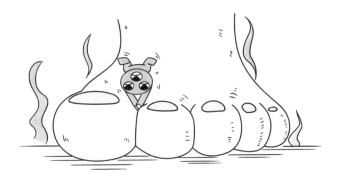

　　角化过度型足癣是症状最不明显的足癣，它通常仅表现为足跟、足底或足侧缘皮肤的干燥、增厚，甚至没有明显瘙痒，最容易被家长忽略。

　　孩子得了足癣，家长一定要重视，不觉得只是小毛病。如果不及时治疗，任由症状发展，无论哪种类型的足癣都有可能演变为全足底的角化过度型足癣，脚底会出现皲裂、皮肤增厚等问题，此时瘙痒感减轻，但可能会出现疼痛的感觉，非常影响孩子日常生活。

　　真菌生存能力极强、喜欢潮湿高温的环境。因此，要想让孩子远离它，最好的办法就是保持双脚的干燥，养成良好的卫生习惯，勤洗脚、勤换袜，鞋袜要经常日晒。如果孩子双脚容易出汗，那到了夏天就应为其选择透气的凉鞋，也可在脚部适当铺洒滑石粉。

此外，不要与他人共用鞋袜、拖鞋、洗脚盆等生活物品，在酒店、室内游乐场等公共场所家长要为孩子备好拖鞋，尽量不要光着脚走。家庭成员中如有足癣患者，应单独放置其生活用品，并对其进行高温、日晒消毒。

鹤叔教你护肤妙方

• 脚气的治疗以外用药物为主，根据不同的皮损类型选择不同的外用剂型。水疱鳞屑型应用喷剂或乳膏剂；浸渍糜烂型应先用散剂，再用乳膏剂；角化过度型应用乳膏剂或软膏，也可配合水杨酸抑制剂。

• 鹤叔特别提醒家长们，千万不要给患儿使用激素类药物进行治疗，激素常常是真菌的营养剂，不但无效还助长其滋生，需要使用如达克宁（学名为硝酸咪康唑乳膏）等抗真菌药进行治疗。

小孩脚臭或是这些原因在搞鬼

　　脚臭，是很多成人的难言之隐，不少孩子也深受其苦，为此受到幼儿园小朋友或学校同学的嘲笑，产生了自卑心理，家长也忧心忡忡。

　　其实，脚臭不是什么疾病，更不是啥大问题，只要几个小妙招，就能轻松解决，且听鹤叔一一道来。

　　脚汗是造成脚臭的必要条件。脚部的汗液本身是没有味道的，但其却为细菌的滋生提供了"舒适"的环境，作用相当于培养液。

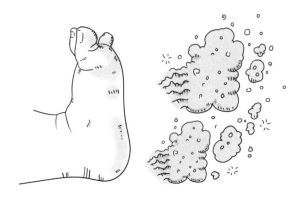

　　而真正产生臭味的，是附着在脚上的短杆菌，其通过"消化"脚上的死皮，产生一种名为甲硫醇的无色气体，再加上汗液中的尿

素、乳酸，就合成为令人刺鼻的脚臭味。

除了短杆菌，其他诸如丙酸杆菌分解氨基酸产生的丙酸、表皮葡萄球菌分解汗液产生的异戊酸也可能是脚臭产生的原因，这些细菌其实都是天然存在于我们的皮肤上的，属于人类天然菌群的一部分。

此外，孩子脚部角质层过厚，也可能导致脚臭。过厚的老旧角质，在汗水的浸润下，会变成细菌及霉菌所需的营养来源，促进细菌、霉菌的增生繁殖，加速脚臭的形成。

而到了夏天，一些家长为了让孩子更凉快，就不让穿袜子、直接穿鞋，殊不知这样会加剧脚臭。夏季温度高，人体排汗增多，脚部的汗液也是如此。一些汗液会留存在鞋子中，通常人们不会频繁刷鞋，汗液就会在鞋子的封闭内长期"驻扎"下来，为细菌滋生提供了绝佳的"温室"环境。如果不穿袜子，脚部的短杆菌就会在此处迅速繁殖，产生的气体也就会更多，这就是夏天脚臭问题更突显的原因所在。

有些孩子在月子里，就出现了脚臭问题，让家长满脸"愁云"，甚至因此找到鹤叔，咨询我要不要给孩子切除汗腺。鹤叔认为根本用不着手术，只要一瓶碘伏（学名为聚维酮碘）、甲硝唑就能轻松除脚臭，碘伏能把脚部表面的细菌杀死，再用甲硝唑把深层次的细菌消灭掉，这样脚就不臭了。

每天晚上洗脚的时候，在孩子的洗脚水里加5毫升左右的碘伏，把脚和袜子放在其中浸泡5分钟以上，再把甲硝唑片磨成粉在鞋垫上撒一层，该方法对 2/3 的患儿有效。在鞋垫上撒药粉，不是为了给鞋垫除臭用的，是让药粉和汗水融合后渗透进去，从而消灭细菌。

出门诊时，鹤叔碰到不少家长，将脚臭和脚气混为一谈，其实二者是有区别的。患脚气的人一般都会有汗脚、脚臭、脚痒等问题，严重者脚趾缝间会出现掉皮、红肿、裂口、溃烂等症状。脚臭则没有上述症状，只是有臭气而已，但脚臭长期发展下去可能会形成脚气。因此，家长不能忽视孩子脚臭问题，它不只是不雅而已。

鹤叔教你护肤妙方

● 网上有传言称，抹大蒜泥、用醋泡脚、踩热沙、泡温泉能除臭脚，这些民间偏方都不靠谱，家长千万不要给孩子随便尝试，这些方法很可能会刺激孩子娇嫩的皮肤，引发其他皮肤问题。

● 要想更好抑制脚臭，家长要给孩子选择舒适透气的鞋，最好一段时间有两双可以替换的鞋，不穿的那一双可以放在阳光下曝晒杀菌；袜子要勤洗，而且里外都要洗；定期清洗鞋垫。

这是"鸡眼"还是跖疣

　　孩子们大都喜欢跑跑跳跳，但是有的孩子脚上长了鸡眼，连走路都像针扎一样疼痛难忍。

　　有个上五年级的男孩来诊室看病，他说自己的脚底长了一个"钉子"，平时不疼不痒的，一走路就像踩了根钉子似的，非常疼。我一听就猜到是鸡眼了，但还是让他把鞋袜脱掉查看了一番。只见这个男孩的前脚掌处有一块高于周围皮肤的黄豆大小的皮损，皮损表面是淡黄色的，摸起来很光滑，皮损下面有一个圆锥形的角栓长在了真皮里。

　　"你平时经常走路吗？"我问男孩。

　　"对呀，还经常跑步，我是个体育生。"男孩回答。

　　"怪不得呢！经常跑步、走路，脚底摩擦得厉害，就容易长鸡眼。"

　　"医生，您得赶快帮我治好呀！我还得参加训练呢！"

　　"很简单，一瓶鸡眼膏就能解决了。不过，在治疗期间你要尽量少走路。"

　　鸡眼是脚底、脚趾的皮肤受到挤压或者摩擦后出现的一根"肉刺"，经常穿高跟鞋的女士和走路较多的人患鸡眼的概率较高。

　　有些患儿的家长问我："摩擦、挤压和长鸡眼有什么关系呢？"

它们的关系非常密切。当脚底或者脚趾皮肤受到摩擦后，皮肤接到信号："有外敌入侵，请准备把表皮长得厚一点、再厚一点！"为了预防外界的摩擦、挤压，皮肤表皮开始疯狂生长、增厚。按理说，皮肤应该向外生长、增厚，可是外面有鞋袜的阻挡，表皮只能向皮肤里面生长，于是就长出了一个扎进皮肤里的圆锥状的角栓。

这种症状为什么叫鸡眼呢？因为受挤压、摩擦的皮损部位的最外面是一个黄圈，中间是向皮肤里面生长的半透明的角栓，看起来就像鸡的眼睛，于是人们就给它取名为"鸡眼"。

鸡眼包括硬鸡眼和软鸡眼。硬鸡眼长在脚趾背或者脚底，表面是硬的，按压时会有疼痛感。软鸡眼长在脚趾之间，这里经常出汗，皮损处被汗液浸渍而变软，表面是白色的。

治疗鸡眼的方法有两种。一种是用鸡眼膏去除角栓。把鸡眼膏贴在患处，3～5天换一次药，药膏中的成分会不断腐蚀鸡眼中间的角栓，直到让角栓完完整整地脱落。想让孩子的治疗效果更好，家长每次给孩子换药时就要清除患处的角质，让鸡眼膏中的药物成分更好地作用到皮肤里面的角栓上，从而加快角栓的脱落。

另外一种方法是手术去除。医师给患儿注射麻醉药后，将手术刀沿着角栓的边缘做切口，然后一点点把角栓挖出，术后再做一些消毒处理即可。除了医师之外，专业的修脚师傅也能完成这个手术。这种方法虽然简单、快捷，但会损坏脚部皮肤，还有可能留下瘢痕。

有人经常把鸡眼和跖疣弄混。有个男孩的脚底患有跖疣，他的家长以为是鸡眼，于是自己用鸡眼膏给孩子治病，结果越治越严重，

"鸡眼"也越长越多。无奈之下，他们只好来诊室找我。

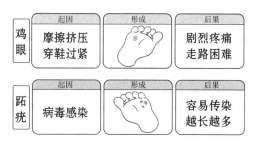

"医生，我家孩子脚上的鸡眼怎么越治越严重呢？"男孩的妈妈担忧地说。

我仔细看了看孩子脚底的皮损处，然后对男孩的妈妈说："您家孩子长的不是鸡眼，而是跖疣。"

"跖疣？可是看起来和鸡眼很像啊！"妈妈惊讶地说。

这两种疾病的症状的确很像，但它们是两种完全不同的疾病，治疗方法也不一样。下面鹤叔教大家如何辨别这两种疾病。

首先看表面的皮损处。鸡眼的表面是光滑无杂质的，而跖疣的表面有黑点。跖疣是皮肤细胞组织生长得太快，血液供应追不上细胞生长的速度，导致局部血管坏死，于是就在皮损处形成一个个黑点。如果跖疣表面的角质层太厚，我们不容易发现这一点，但只要把增厚的角化皮肤清理掉，就能清楚地看到那些黑点了。

其次看皮损的数量。鸡眼的数量较少，一般不会超过 5 个，跖疣的数量比较多，而且还会不断增加。

再看疾病的发展速度。鸡眼需要四五个月才能渐渐形成，而跖疣只要半个月就足够了。如果患儿觉得自己的患处很快就有疼痛的感觉，那大概就是跖疣。

跖疣是由病毒感染引起的，具有传染性，我们不能用治疗鸡眼的方式治疗跖疣。因为治疗鸡眼的方法会导致皮肤出现新的破损，病毒会趁机通过破损处侵入皮肤，导致跖疣越长越多。简而言之，即便是鸡眼这样的小病我们也不能小瞧，要请专业医师确诊，采取恰当的方式治疗。

鹤叔教你护肤妙方

- 预防鸡眼的方法很简单，那就是穿宽松、舒适的鞋子，避免脚部长期受到挤压。穿鞋子时一定要穿袜子，这样会减少脚部皮肤与鞋的摩擦。此外，尽量不要经常性长时间步行，否则脚趾、脚掌受到频繁摩擦也会长鸡眼。

- 孩子长鸡眼后，在日常生活中要注意卫生，每天勤洗脚，勤换鞋袜。此外，要多用热水泡脚，并给双脚涂抹保湿霜，有助于软化角质，加速病情的好转。

- 使用鸡眼膏时，注意不要把药膏涂抹到皮损之外的地方，因为药膏具有腐蚀性，会破坏周围的健康皮肤，引起皮肤感染。

- 倘若孩子患有糖尿病，家长就不能自行给孩子治疗鸡眼。因为这类患儿的下肢血流较差，足部皮肤非常脆弱，如果在治疗鸡眼的过程中不小心让足部皮肤受伤，就会引发病毒或者细菌感染，导致伤口很难痊愈，甚至危及孩子的生命。

孩子有狐臭怎么办

狐臭是一种让人十分尴尬的疾病，既影响患儿的身体健康，也让患儿产生巨大的心理压力。

什么是狐臭呢？就是排出的汗液因为某种原因带有奇怪的臭味。除了腋窝，足部、外阴、脐窝、腹股沟等部位也会有狐臭。狐臭患者中大多数是年轻女性，儿童以及青少年次之，老年人患病率较低。

一位妈妈给孩子洗澡时闻到孩子身上有一股怪味。孩子的父亲是狐臭患者，所以她猜测孩子身上的气味有可能是狐臭。因为狐臭是可以遗传的，如果家长中一方有狐臭，孩子很可能一出生就自带臭味。

狐臭是怎么产生的呢？这还要从人体各处的汗腺说起。

以腋窝为例。腋窝内有大汗腺和小汗腺，这两"兄弟"各司其职，帮助人体排毒排汗。小汗腺负责分泌汗液，大汗腺负责分泌脂肪、脂肪酸、胆固醇等，二者排出的物质相结合就是我们的汗水。

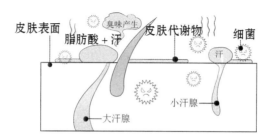

正常情况下，我们排出的汗水是无色无味的。但是，有的人大汗腺管壁细胞间隙较大，排出的脂肪酸和汗液过多，汗液经过氧化会释放出一部分臭味，脂肪酸被藏在腋窝中的细菌分解也会释放出具有刺鼻气味的不饱和脂肪酸，这些臭味混合起来很像狐狸排出的气味，所以人们才叫它狐臭。

我们如何判断孩子是否有狐臭呢？最简单的方法是闻一闻孩子身上的气味。

有人说，"汗水也有臭味啊，怎么和狐臭区分呢？"确实，即便是脂肪酸浓度不高的汗液，被细菌分解后也会产生异味，但这种气味只是汗臭味，与刺鼻的狐臭差别很大。

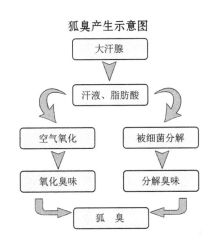

狐臭产生示意图

我们也可以通过汗液颜色辨别孩子是否患病。正常的汗液是无色透明的，而狐臭患儿的汗液大多为黄色。如果孩子的衣服上有黄色的汗渍，那就很有可能患上狐臭了。

此外，我们也可以通过孩子外耳道内的耵聍来判断孩子是否患病。耵聍是耳道皮肤中的耵聍腺分泌物和脱落的耳道上皮组织混合而成的，也就是我们常说的"耳屎"。正常情况下，外耳道中的耵聍是干燥的，颜色较浅，如果耵聍腺和皮脂腺分泌较多，耵聍就是湿润黏稠的，颜色较深。医学界发现，大多数狐臭患儿的耵聍都是湿润黏稠的，因此部分人推论，耵聍湿润黏稠的人应该患有狐臭。但是，也有很多人对此持反对意见。总而言之，如果家长们发现孩子的耵聍潮湿黏稠，就要提高警惕了。

狐臭不会危及患儿的健康，但会给患儿的生活和心理带来很大影响。部分家长得知孩子患有此病后羞于就医，听信偏方胡乱给孩子用药，钱花了不少，孩子的病却没有好转。

有位宝妈问我："我家孩子有狐臭，用碘伏和甲硝唑能治好吗？"

狐臭不是皮肤炎症，用碘伏（学名为聚维酮碘）和甲硝唑是没有效果的。不过，鹤叔可以向大家推荐一种更简单的治疗方法：把枯矾粉 30 克、蛤蜊壳粉 15 克、樟脑粉 15 克混合，然后像扑痱子粉一样扑在患处，每天 3 次，一段时间后狐臭就会大大改善。不过，这种方法只对约 1/3 的患儿见效。

如果孩子使用这个方法后效果不佳，那就要及时带他去正规医院进行专业治疗了。

目前，医学界治疗狐臭使用最多、效果最好的方法是切除大汗腺，术后不会复发，而且创口只有一两厘米，大约 2 周就能痊愈。不过，这种疗法更适用于成年人，至于孩子，尽量等到 18 岁之后再做手术。因为在成年之前，孩子的汗腺还会不断生长，即便做了手术也有可能复发。成年之后汗腺停止生长，此时切除治疗效果会更好。

鹤叔教你护肤妙方

• 孩子患有狐臭时，家长要提醒孩子注意个人卫生，勤换衣、勤洗澡，这样既能及时清理汗液，也能防止腋窝等部位滋生细菌。另外，要为孩子挑选透气性好、易吸汗的衣服，以免汗水附着在皮肤上滋生更多细菌，加重病情。

• 用肥皂水为孩子清洗患处可以缓解狐臭。腋窝等易出汗的部位是酸性环境，细菌最喜欢在这种环境中生活，经常用碱性肥皂水清洗，可以破坏细菌的生长环境，减轻狐臭症状。

• 狐臭患儿不宜大量出汗，出汗后要及时把汗擦干。因为汗液太多容易滋生细菌，而细菌分解汗液中的脂肪酸后会散发出异味，加重狐臭症状。

小孩手上长倒刺是缺什么

2021 年初，某知名香港女明星因拔倒刺导致发炎入院手术，此事登上微博热搜榜并引发热议。不少人对此很惊讶，拔个小倒刺也会导致住院？还要做手术？没错，如果乱拔倒刺，就会引发严重的后果，别把小倒刺不当回事。

倒刺是民间的叫法，在医学上，它的学名为甲缘逆剥，是一种常见的甲周皮肤问题。顾名思义，本病就是指甲根部的皮肤，从指尖向指根的方向裂开、剥离，形成翘起的三角形肉刺。

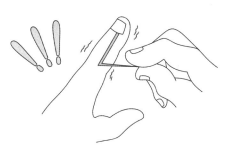

那么，倒刺究竟是怎么产生的？目前临床上普遍认为，手指出现倒刺和皮肤干燥、化学刺激有关。

皮脂腺是我们皮肤自带的"保湿霜"，它会分泌油脂，覆盖在皮肤最外面的角质层（俗称"死皮"）表面，以减少角质层水分蒸发。只有含有足量水分的角质层，才能跟下方的皮肤细胞紧密贴合。

然而，在生活中，孩子如果过度使用了肥皂、洗涤剂等碱性物质，就可能会伤害皮脂，使得角质层原有水分过度蒸发、缺水干燥。尤其是北方秋冬季节气候干燥，更会加快皮肤水分蒸发。如果再加上外力逆向摩擦的诱因，如搓手、打球等，就很容易出现皮肤角质层的断裂和剥离，继而产生倒刺。

网上有传言称，长倒刺与人体缺乏某种维生素有关，这其实是一个谣言。维生素是人体必需的 7 种营养素之一，某些维生素（维生素 A、维生素 C 等）的确与皮肤健康有关，但与倒刺的出现没有关系。

倒刺通常呈三角形，因此如果孩子顺着倒刺往下撕拉，就会扩大伤口面积，增加伤口感染的概率。如果没有及时进行消毒和包扎处理，可能导致甲沟炎，甚至可能要将指甲拔除。因此，家长千万不可掉以轻心，不可任由孩子随意撕咬倒刺。

孩子若长了倒刺，家长最好按 3 步走：第 1 步，用干净的指甲刀将倒刺剪掉；第 2 步，最好用碘伏（学名为聚维酮碘）清理下伤口，此时如果已经出现感染的征兆或者为了预防感染，也可以涂抹抗生素类软膏；第 3 步，给伤口之外的手部其他皮肤，抹上一层护手霜，保持皮肤湿润。

如果倒刺部分感染严重，家长在触碰伤口的时候，孩子疼痛感非常强烈或伤口红肿十分明显，此时最好带孩子尽快去医院，由专业医生判断伤口是否已化脓以及是否需要对伤口进一步进行处理。

鹤叔教你护肤妙方

●鹤叔建议家长们，平常给孩子洗手的时候，要避免过度清洁以免伤害皮脂，洗手后或在干燥季节可涂抹护手霜保湿，必要时最好戴乳胶手套防护。

●给孩子选洗手液时，家长们要尽量避开含有防腐剂、香精、酒精等成分的洗手液，以减少对手部皮肤的刺激。

孩子手上脱皮要不要治

"如果你愿意一层一层一层地剥开我的心，你会鼻酸，你会流泪……"每次听到《洋葱》这首歌，鹤叔都会想起一种皮肤病——剥脱性角质松解症。因为得了这种病后，患儿手脚上的皮肤就会一层一层地脱落，症状严重时皮肤还会皲裂出血，让患儿"鼻酸""流泪"。

有一天我去上班，刚走到小区门口就被一位保安大爷拦住了。大爷说："张医生啊，我孙子入秋以后手指肚就开始脱皮，后来连手掌都一层接着一层地脱皮了，这是怎么回事呀？您快给看看吧！"

保安大爷边说边拿出手机，翻到给孩子双手拍的那张照片。我一看，孩子的手指肚脱皮非常严重，都露出红色的嫩肉了。

"这是典型的剥脱性角质松解症。"我告诉大爷。

"哦，那该怎么治啊？"

"很简单，把尿素霜和艾洛松（学名为糠酸莫米松乳膏）以3:1的比例混合，每天涂抹2～3次，如果经常洗手，那就多抹几次，1周左右就好了。"

剥脱性角质松解症是一种常见的皮肤病，好发于手脚等部位。发病初期，患儿的皮肤上会长出针头大小的白点，随着病情的加重，小白点会逐渐扩散变大直至破裂，出现薄纸样鳞屑。这种皮肤病一般不会发炎、感染，也不会给患儿带来瘙痒疼痛的感觉，症状较轻的不用治疗也能在 2～3 周内痊愈，或当天气转凉时症状自行缓解。

有位患儿的家长问我："为什么我的孩子会得剥脱性角质松解症这种病呢？"

鹤叔也不清楚这种疾病的病因，不过大多数皮肤科医生都认为，这是手脚多汗引起的。当局部皮肤出汗较多，角质细胞的生长出现异常，就有可能自然脱落。有的医生说，这种疾病与机体缺乏维生素 A 密切相关。因为维生素 A 是脂溶性维生素，可以保护皮肤角质，如果孩子缺乏这种物质，很有可能引起脱皮现象。还有一些医生认为，本病与情绪波动相关，不过目前医学界还没有足够的证据能说明这一点。

剥脱性角质松解症对患儿的健康没有太大危害，但鹤叔要提醒大家，千万不能随意撕、剥手脚部位的干皮，否则会引发其他皮肤疾病。

有个小朋友患有剥脱性角质松解症后，总是忍不住撕掉手上的干皮，结果导致皮肤受伤渗出血来。我们的皮肤就像洋葱一样一层一层的，如果撕掉表皮的角质层，就会露出颗粒层甚至是血管丰富的真皮层。真皮层受伤很容易感染病菌导致皮肤发炎，治疗起来更麻烦。

剥脱性角质松解症容易在每年的春夏或者秋冬之交复发，家长们要帮助孩子做好防范准备。

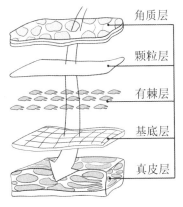

角质层

颗粒层

有棘层

基底层

真皮层

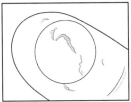

鹤叔教你护肤妙方

●孩子在发病期间，家长要提醒孩子不能过度洗手，也不可以接触温度较高的水或其他东西，以免烫伤皮损部位导致病程加长。

●提醒孩子皮损部位尽量不要接触刺激性较强的香皂、肥皂、洗衣粉、洗手液、洗洁精等，否则会刺激皮肤，不利于病情的好转。

●补充维生素A可以缓解皮肤脱皮症状。家长要让孩子多吃富含维生素A的食物，如胡萝卜、蛋黄、菠菜、猪肝、西红柿等。此外，家长还要提醒孩子多喝水，以防止体内缺乏水分而加重病情。

●患儿运动时要注意保护皮损部位，避免皮肤因外伤再次受到刺激，引发皮肤感染等。

孩子脸上热、痒，是"激素脸"吗

女孩子爱美，喜欢贴面膜，如果用了质量不好的面膜或者面膜中添加了激素，短时间内可让皮肤白嫩、色素沉积减少，长期使用就会导致激素依赖性皮炎，又叫"激素脸"。

近几年，"激素脸"成了皮肤科的"热门病"，可不少患者得了"激素脸"却不自知。倘若不小心得了"激素脸"，常见症状为面部红肿、瘙痒、发干等，且会反复发作。鹤叔在抖音上曾给粉丝们科普，得了"激素脸"可以尝试湿敷黄连素水，对部分人群治疗效果不错。

不少宝妈深受"激素脸"之苦，当她们看到孩子脸上也出现了热、干、痒的症状，便断定孩子也得了"激素脸"。鹤叔在抖音直播间，就曾遇到过这样一位家长。

"我家娃1岁了，前段时间脸上又热又痒，我怀疑她得了'激素脸'，于是给她湿敷了黄连素水，结果发生了反应，脸上出现了瘙痒的红疙瘩。这是怎么回事呢？"一位年轻宝妈问鹤叔。

听完这话，我当时就愣住了。"您给孩子误诊了，'激素脸'是成年人的'专利'，宝贝是不会得的，不能乱敷黄连素水。"我回答道。

通常来说，"激素脸"是由于长时间错误使用化妆品或者错误使用某种护肤方法导致的。而小孩儿既不会使用化妆品，也不可能使用特殊的护肤方法，因此他们根本不可能出现"激素脸"。

依据目前的描述，我初步诊断，这位宝宝脸上很有可能长了湿疹，而非"激素脸"。

一提到"湿疹""激素"，很多家长都会联想到2021年1月份网上曝出的"大头娃娃"事件。

2021年初，某知名网络大V称，有家长给5个月大的孩子使用了某款护肤霜后出现"大头娃娃"现象：发育迟缓、多毛、脸肿大等。其背后原因可能是该产品违规添加强效激素——氯倍他索丙酸酯。

氯倍他索丙酸酯是一种超强效激素，它适用于局部肥厚的皮炎湿疹，而且需要在皮肤科医师指导下规律、规范、短时间内使用，并不适合长期使用。在正规用药中，超强效激素一般不会用于孩子，它们对孩子薄嫩的皮肤会有明显的不良反应。而"消字号"护肤品是违规添加的"重灾区"，其中经常出现氯倍他索丙酸酯添加过量的情况。

很多家长因此谈"激素"色变，鹤叔认为这大可不必。湿疹是一种常见的婴幼儿皮肤疾病，在皮肤科医师的指导下可以使用弱效的、中效的糖皮质激素，比如糠酸莫米松、布地奈德、丁酸氢化可的松等，正确使用激素药膏对孩子皮炎湿疹能起到很好的治疗效果。

鹤叔教你护肤妙方

● 家长购买市面上的儿童护肤品，要查看药盒的标注，不要购买厂名厂址、执行标准、生产日期不全的产品。要选择大品牌、有一定知名度的"妆"字号护肤品，不要购买"消"字号和"械"字号的产品，不要购买暗示有治疗效果的"妆"字号产品。

小孩肛裂疼痛难忍怎么办

"张大夫，您快看看，我 10 个月大的宝宝，大便竟然带血丝，"前几天，一位妈妈神色慌张地抱着孩子来看病，边说边掏出手机给我看，"大夫您看，这是拍的带血的照片。"

经过一系列检查，我初步判断，孩子或因肛裂导致便中带血。"孩子平时排便怎么样？"我问道。

"她有点便秘，经常拉出'羊粪蛋'，特别硬。"宝妈回答。

"这就难怪了，很可能是便秘导致孩子出现了肛裂。"我说。

那么，什么是肛裂呢？医学书上说，肛裂是指肛管齿状线以下深及全层的皮肤裂。通俗来说，就是皮肤上裂了一道口子，而这口子刚好出现在肛门。如果该问题出现在小孩身上，那么称为小儿肛裂。出现肛裂后，孩子在排便时肛门就会疼痛，还可能有便血。而粪便通过会使肛门张大，宝宝怕疼可能不敢排便，因而粪便干结、排出困难，使肛裂难以愈合。

一般说来，肛裂多见于成人，好发于肛门前后正中部位，有自愈倾向。而孩子出现肛裂，与宝宝皮肤状况、体质有关，也与喂养不当有关。

孩子身体功能还处在生长阶段，肛门以及周围皮肤尚未发育完善、十分娇嫩，因此若排便不畅，十分容易产生撕裂。此外，肠道消化功能较弱，容易出现"积食"，有的家长生怕孩子少吃一口，每次进餐都拼命追喂，导致消化不良、便秘。同时，有的老人觉得水果是"寒凉"之物，不给孩子吃，而部分宝宝挑食不爱吃蔬菜，导致粗纤维食物长期摄入不足，三五天都不能顺畅排便。

一旦出现肛裂，家长最好带孩子尽快就医。如果症状不严重，可在咨询医师的前提下，给患处涂抹少量碘伏（学名为聚维酮碘），通常1周左右即可见效。家长们不必为此惊慌失措，只要及时处理，预后通常不错。

鹤叔提醒各位家长，在治疗期间，要特别预防宝宝便秘，若出现便秘症状，需要及时治疗，否则有可能加重肛裂。此时，要格外注意患儿饮食，应以清淡、易消化的食物为主，多吃富含维生素和纤维素多的食物（如香蕉、猕猴桃、黑木耳、绿叶蔬菜等），养成规律排便的习惯；还要保证充足睡眠、适量运动，不要久蹲马桶、不长时间用力排便。

鹤叔教你护肤妙方

● 家长们可以尝试用按摩手法来缓解孩子便秘情况。首先将双手搓热，掌心放在腹部；之后，以肚脐为中心顺时针按摩，一次10分钟左右，可促进肠道蠕动，促使大便排出。

● 一旦发现小孩大便较硬、难以排出时，可以使用一些日常用品，如麻油、蜂蜜、肥皂水等润滑肛门皮肤，以预防和减少皮肤损伤或者撕裂。

秋冬季节孩子长痱子怎么回事

秋冬是家长们十分烦恼的季节。

每年入秋后，空气湿度渐渐降低，人们皮肤表面的水分也慢慢减少，各种皮肤问题接踵而至。孩子们的皮肤问题更是层出不穷，甚至还会在冬季长痱子呢！

"医生，我的孩子身上长了很多小红点，您快给看看吧，是不是湿疹呀？"一位宝妈抱着五个月大的孩子着急地说。

"别急，别急，先把孩子的衣服打开，让我看一下。"

这位宝妈把孩子的衣服一层层地揭开，我都感受到了孩子身上的"闷热"气息。我凑近一看，孩子的额头、脖子上长了一片片小粒状的红点，摸上去还有点儿扎手。

"这哪是什么湿疹啊，不是热痱子吗！"

"热痱子？您没看错吧？这大冬天的，怎么会长痱子呢？"宝妈不可思议地向我发出了三连问。

"没错，就是痱子！"我十分肯定地告诉她。

在很多人看来，长痱子是夏季才会发生的事情。这就大错特错了。痱子和季节无关，只要是在湿热的环境中以及人体汗管结构不良，就会长痱子。所以，孩子们冬季也有可能长痱子。

婴幼儿的体温调节中枢功能尚未发育好，体温调节能力差。如果室内环境湿热，或者家长们给孩子穿盖得太厚时，孩子就容易出汗。孩子的汗无法快速蒸发，汗液把汗腺导管堵住，导致汗腺破裂，就会在皮肤内形成红色的粒状小鼓包，也就是痱子。有经验的家长也会发现，痱子经常出现在孩子们爱出汗的部位，如额头、脖子、腋下、后背等。

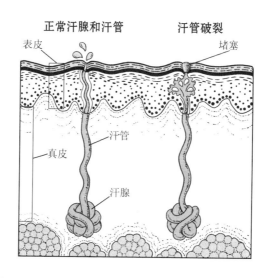

　　简而言之，痱子是热出来的皮肤病。

　　"您给孩子穿得有点儿多啊。"我告诉这位宝妈。

　　"这可是冬天，我当然要给孩子多穿点儿呀！"宝妈为难地说。

　　"多穿是没错，但也要适量，捂出汗就不对了。"

　　宝妈看了看孩子汗涔涔的额头和脖子，也觉得自己给孩子捂得太厚了。

"那需要怎么治疗呢？"

"不用治疗，只要把室温稍微降低，穿盖不要太厚，两三天就会好转了，"这个孩子的症状并不严重，我还特别提醒这位宝妈，"不过，千万不要让孩子抓挠痱子，一旦孩子抓破皮肤，引发感染就麻烦了。"

"好的，我会注意的。"

很多家长会问，室温多少摄氏度才合适呢？一般而言，冬季室内温度应该保持在16℃～24℃，这样孩子不至于太冷，也不会太热。

给孩子穿盖多少才算合适呢？家长们可以摸一摸孩子的后脖颈，如果这里出汗了，说明给孩子穿盖得较多；如果这里偏凉，说明给孩子穿盖少了；如果这里是温热的，而且比较干爽，说明穿盖得正合适。

对于轻微症状的痱子，只要控制好室温和孩子穿盖的薄厚度，两三天症状就会消失。但是，如果家长采取了以上措施而孩子的痱子连续好几天都不退去，或者情况更糟如出现脓疱等，就要及时就医了。

鹤叔教你护肤妙方

●孩子长了痱子，首先要降温、通风，让孩子的皮肤凉爽一些。家长想加速孩子痱子的退去，可以用黄连素水湿敷孩子的患处。在500毫升清水中加入5片黄连素，将搅匀的溶液敷在孩子的患处。每天涂抹 5 次，症状轻的两三天就会痊愈。如果孩子的皮肤出现脓液，可以在黄连素溶液中加 10 毫升或 20 毫升碘伏（学名为聚维酮碘），然后对孩子的患处湿敷。如果孩子的患处非常红肿、非常痒，可以在黄连素水中再加 5 毫升乐肤液（学名为哈西奈德溶液）。这种治疗方法对任何年龄段的患儿都有效。

• 要让孩子的皮肤保持清洁干爽。比如，经常用温水给孩子洗澡，洗后及时给孩子擦干。当孩子长痱子时，不能给他涂抹润肤乳等产品，否则会加重毛孔堵塞，影响汗液散发，不利于痱子的消退。

• 要让孩子少出汗。比如，让孩子在凉快的地方运动以避免大量出汗。当孩子出汗时，要及时用细软的毛巾帮他擦干。孩子睡着时也容易出汗，所以要多帮他翻身，以免他紧贴床的一侧皮肤出汗长痱子。

• 孩子长痱子了，要尽量给他穿柔软、宽松、吸水、透气的衣物，如棉麻材质的衣物。孩子的衣服汗湿了也要及时更换。

小孩手足口病不治能好吗

5 ～ 7 月是手足口病的高发期，每到此时鹤叔总能接诊到几位得此病的患儿。因为手足口病具有传染性，加之新闻报道上不时会出现病例，导致很多家长们对该病非常恐慌，其实大可不必。

手足口病是一种由多种肠道病毒感染引起的常见传染病，是我国法定报告的丙类传染病，我国的手足口病病原以肠道病毒 71 型和柯萨奇病毒 A 16 型等为主。5 岁以下的婴幼儿及儿童是普遍易感人群，尤以 3 岁以下年龄组发病率最高，患过手足口病的患儿也能再次感染。

手足口病的传播途径复杂且极易被传播，病毒在自然环境中存活时间长，密切接触患者的粪便、鼻咽分泌物、唾液以及接触被污染的玩具、水杯等物品都可以造成传染。

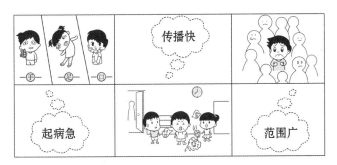

患上手足口病，初期症状一般表现为发热并伴有手、足、臀等部位皮疹，口腔内伴有疼痛溃疡，还可能出现食欲减退、全身不适，并伴有咽痛等症状，易与上呼吸道感染混淆。极少数重症病例早期可能没有皮疹，但表现有嗜睡、呕吐等症状，并进而出现嘴唇青紫、呼吸困难等症状。

一些手足口病的早期表现应引起家长重视，以便在最佳救治期内得到诊治。比如，有些家长发现孩子流涎、口腔长出疱疹或溃疡，以为是上火症状。其实这可能不是上火引起的，而是手足口病早期症状。

手足口病潜伏期为 3 ～ 5 天，属于自限性疾病，绝大多数手足口病患儿属轻症，可遵医嘱在家对症治疗，多喝水、饮食清淡，通常 5 ～ 7 天内都能自行恢复。

不过，若感染了柯萨奇病毒 A16 型和肠道病毒 71 型的部分患儿会出现重症，3 岁及以下的孩子发生重症的可能性较大，死亡病例也集中在这个年龄段。早期观察、识别重症有助于降低病死率、减少后遗症。如果孩子恰好处在这个年龄段，并确诊了手足口病，倘若出现了持续高热不退（38.5℃以上、24 小时以上），即使口服退热药也很难退热，出现四肢抖动甚至抽搐、精神萎靡或者昏迷等症状，这都是身体在发出重症预警，应及时来医院就诊。倘若一时就医困难，可先让孩子服下板蓝根，局部外用紫药水或金霉素软膏。

要想让孩子远离手足口病，就要做到如下十五字口诀：喝开水、勤洗手、吃熟食、晒被褥、勤通风。肠道病毒 71 型等病毒在环境中

"生命力"极其顽强，酒精（学名为乙醇）一般不能将其消灭，因而当托幼机构等暴发手足口病时，需要定期清洁和用含氯消毒剂消毒患儿的粪便、排泄物、玩具等，餐具和家里的毛巾最好开水煮烫消毒。

鹤叔教你护肤妙方

●患儿痊愈后，应继续居家隔离约 10 天，采取和患病期间一样的护理措施，妥善处理孩子粪便，勤洗手消毒，以防疾病传染。

●家长要帮孩子养成勤洗手等卫生习惯，注意个人卫生，居室要经常通风，勤晒衣被。在手足口病高发季节，家长要关注儿童体温变化并时常查看口腔、手及足底等部位是否有皮疹，便于及时就诊、治疗。

日光性皮炎如何处理

每年一到暑假，随着孩子户外活动的时间开始增多，有些孩子发现自己皮肤总会出现红斑、疹子，有时还奇痒无比。若家长发现这些情况，就要高度怀疑，孩子是否得了日光性皮炎。

日光性皮炎学名为多形性日光疹，是夏季常见皮肤病。顾名思义，日光性皮炎的发病和阳光的照射有很大关系。有一小部分患儿得病是因为天生对太阳光敏感，而大部分患儿得病都是因为本身患有皮肤病、长时间在强烈的阳光下曝晒、患有内脏性疾病等后天原因，才发生了日光性皮炎。

经常食用光感性食物，也可能导致日光性皮炎发病。某些蔬菜、水果（如莴苣、茴香、芹菜、菠菜、香菜、柑橘、柠檬、芒果、菠萝等），含有呋喃香豆素，这是一种天然的光敏剂，该成分本身不会对皮肤造成伤害，但接触到中长波紫外线的照射时，就会产生光敏反应，人们食用后易导致皮肤对日光更加敏感，进而导致皮肤被晒伤。

此外，除了光感性食物，日光性皮炎的发生还和个人体质、肤色深浅有关。体质弱、肤色浅的人易患病且症状会更重，日光性皮炎还与照射时间长短、范围大小有关，如高原地区更易发病。

一般来说，在日晒后几小时或三四天后，患儿皮肤的暴露部分

（如前臂、鼻翼、手背、面部、颈部、前胸等部位）就会出现红斑、丘疹、水疱，而且还会感觉到强烈的瘙痒。

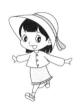

如果孩子皮肤出现了红肿，可以湿敷黄连素水，若没有时间敷则可抹一层黄连素水。若在夏天，最好把黄连素水放冰箱冷藏后使用，孩子会觉得冰冰凉凉的，更乐于接受治疗，之后再抹一点儿童专用面霜。一般坚持1周，症状就会明显减轻。

要想预防日光性皮炎，关键还是在于防晒。要避免在强烈日光下暴露时间太长，日光照射强烈时（上午10时到下午2时）减少外出。孩子外出时，尽量通过撑遮阳伞、戴宽边帽、穿长袖衫等物理方式进行防晒。

鹤叔教你护肤妙方

● 对于防晒霜的使用，鹤叔提示各位家长，小于6个月的婴儿皮肤娇嫩，体表面积与体重比值较高，涂抹防晒产品后，不良反应风险较高，不建议使用。应通过避免阳光直接照射、衣物等遮盖防晒。6个月至2岁婴幼儿，仍以衣物遮盖防晒为主，也可挑选SPF10/PA+以内的物理性儿童防晒产品，以霜剂或粉质产品为宜。

怎么对付虫咬皮炎

一到夏天，孩子们乐开了花，又到了可以玩水、吃冰激凌的时候，但妈妈们却很担心：天气转暖，蚊虫开始肆虐。于是，许多家长变着花样给孩子驱蚊，使用驱蚊贴、花露水、蚊帐、驱蚊手环……不一而足。可恼人的蚊虫，总能见缝插针，让人防不胜防。

最让家长们头疼的，被蚊子叮咬后，有的孩子身上长出大小不一的红疹子，看上去非常吓人。如果您的宝宝也出现如上症状，鹤叔推断，他很有可能患上了虫咬皮炎。

虫咬皮炎学名为丘疹性荨麻疹，病因主要与节肢动物的叮咬有关，常见的如螨、蚊。本病常见于人体暴露部位和腰周，夏、秋两季为高发期，婴幼儿和成人都可能患病，多见于 7 岁以下的儿童，成年人发病大多因体质敏感或身体免疫功能紊乱。

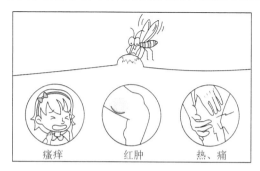

瘙痒　　　红肿　　　热、痛

不同昆虫种类，其机体反应性的差异也会不同，引发的皮肤反应也各异。本病的症状多数为红色水肿性丘疹、风团或瘀点，表面可出现小水疱，严重者会出现大疱，皮损中心可见叮咬痕迹。患处会有刺痛、灼热感，还可能出现皮肤瘙痒。

究其本质而言，虫咬皮炎是一种过敏性疾病。孩子身上会出红疹子，可能是因为蚊虫在叮咬时，将自己的体液注入孩子皮下，随后激发了人体的过敏反应。过敏反应越强烈，疹子扩散规模越大。

每个孩子的体质各异，因此出现虫咬皮炎后的恢复期也不同。不过，多数患儿的症状会在 7 天左右消退，褪去后皮肤会出现色素沉着，随着时间推移，色素沉着也会逐渐减轻。但也存在体质敏感的患儿，其病情往往反复发作，其中部分孩子若被蚊虫反复叮咬，则可能出现脱敏反应。

治疗虫咬皮炎，医师常用抗组胺药，对症状严重的患儿，可能会用激素类药物。口服葡萄糖酸钙片和维生素 C，也会起到一定的辅助作用。对于患处治疗，医师会用具有止痒、消炎作用的洗剂或乳剂外搽，但如有继发感染，应先控制感染。

那么，如何才能让孩子远离虫咬皮炎呢？

首先，家长帮孩子养成良好的卫生习惯。夏季气温高，容易出汗，督促孩子经常洗澡，以去除身上的汗味。洗澡时水温不宜过高，以 37℃～40℃为宜，若皮肤出现炎症，温度可适当调低。此外，孩子的衣服及床单要勤洗、勤换、勤晒，居室内要保持空气流通，避免过潮。

其次，外出时，家长应让孩子远离草丛、灌木丛、树林、沼泽等潮湿地，此外不要让身体暴露部位太多，夏天最好穿轻薄透气的长裤和半袖上衣，在露出的皮肤涂抹上婴幼儿专用防蚊露，最好不在傍晚、黄昏等蚊虫活动高峰时外出玩耍。

网上有传言称，用花露水洗澡可有效驱蚊。鹤叔要特别提醒各位家长，只有含避蚊胺成分的"驱蚊花露水"才能起到驱蚊效果。即使是驱蚊花露水，经洗澡水稀释后，其驱蚊效果也微乎其微。而且，花露水中含有酒精、香精等成分，加在洗澡水里可能会导致孩子皮肤过敏，或加重虫咬皮炎症状。

鹤叔教你护肤妙方

• 如果身处南方湿热的环境下，给患儿用抗组胺药或激素类药物，治疗效果可能不太好。此时，家长可在患处涂抹碘伏（学名为聚维酮碘），此法虽然医学著作上少有介绍，但是临床实践上确实可以收到较好的疗效。

接触性皮炎重在预防

这年入秋以后，鹤叔接诊了好几个患"口罩病"的孩子。

有位患儿在家长的陪伴下来诊室看病，他的鼻梁、嘴周出现一圈红疹，一看就是戴口罩引起的。

"医生，孩子开学才两天，为什么脸上就长了这么多红疹子呀？"

"这是戴口罩引起的接触性皮炎。"我告诉孩子的家长。

为了预防流行性感冒等，不少人外出时都会戴口罩。但是，有的人对制作口罩的无纺布不耐受，从而引发接触性皮炎。

孩子的家长着急地说："孩子每天戴口罩，这可怎么办呢？"

别担心，鹤叔有办法。准备好标准黄连素水或者 2.5% 硼酸水，孩子放学回家后先抹一次，睡前再抹一次。用了黄连素水后皮肤会变得很干燥，所以待孩子皮肤表面的黄连素水干了之后，家长要提醒他们及时涂抹婴儿使用的润肤露。这类润肤露刺激性较小，既能滋润皮肤，也不会对受损皮肤造成二次伤害。

如果孩子连续使用几天黄连素水之后红疹好转了，还需要在皮肤表面薄薄地涂抹一层激素药膏，如艾洛松软膏（学名为糠酸莫米松乳膏）。每天涂抹 1～2 次，三四天后红疹就会消退了。

接触性皮炎就是我们的皮肤或黏膜接触某种物质后产生发炎过敏

反应，出现红斑、肿胀、丘疹等症状，严重时还会出现水疱和大疱。

接触性皮炎包括两种：刺激性接触性皮炎和变应性接触性皮炎。

刺激性接触性皮炎与患儿的身体无关，是由接触物造成的。如果接触物刺激性较强，任何人的皮肤接触之后都会直接出现发炎过敏症状。比如，几乎所有人的皮肤不慎接触浓硫酸之后都会出现皮炎。

反之，变应性接触性皮炎是机体本身的问题，与接触物关系不大。我们接触的物质本身没有刺激性，但是有的人对这种物质过敏，皮肤单次或者多次接触后就会出现皮炎。"口罩病"就是变应性接触性皮炎。

接触性皮炎的发炎过敏症状并不统一，因为患儿接触的物质、接触的方式、身体反应等不同，出现的皮损范围、皮炎形态、病程等也不同。

比如，皮损范围。如果孩子的皮肤对花粉等空气中的物质有过敏反应，那么皮炎会出现在孩子身体各个暴露的部位。倘若孩子只有局部皮肤接触了过敏物质，那么皮炎部位就会与接触部位相一致。

再如，皮炎形态。当孩子的手臂等部位的皮肤接触某种强刺激性物质后，接触部位的皮肤表皮会坏死脱落，甚至连内层的真皮都会溃疡。当眼睑、口唇等皮肤组织疏松的部位接触过敏物质时，往往会出现水肿等症状。

接触性皮炎的病程也不同。如果患儿找到病因、治疗得当，大约一两周就能痊愈。如果病因不明、治疗不当，病情就会反复发作，甚至演变为很难处理的慢性皮炎。

很多物质都会引发接触性皮炎，比如动物毛发、中药膏药、化学产品、金属、植物等。

鹤叔接诊过的一位患儿就是对染发剂过敏引发的接触性皮炎。染发剂是强过敏原（学名为变应原），皮肤接触后会发炎过敏并伴有瘙痒症状，患儿忍不住抓挠，还会加重皮损。

鹤叔不建议孩子甚至成人使用染发剂，如果大家由于各种原因必须染发，可以尝试鹤叔推荐的方法：在染发之前先服用 1～2 次抗组胺药，染发之后迅速把头皮清洗干净，再服用 1～2 次抗组胺药，这样可以有效减轻过敏反应。

不过，鹤叔最想说的是，接触性皮炎重在预防。因为无论是刺激性还是变应性接触性皮炎，都与接触物相关，只有找到并远离让自己过敏的接触物，患儿才能免受皮炎的伤害。所以，患儿要遵医嘱做过敏原检测，尽快找到致病的罪魁祸首。

鹤叔教你护肤妙方

•接触性皮炎重在预防。孩子接触某些过敏物质后，家长要尽快提醒他或者帮助他把接触部位的皮肤清洗干净，降低接触物对皮肤的刺激。

•孩子出现接触性皮炎后，不能再让皮损处受到刺激，以免给皮肤造成二次伤害。比如，不可以搔抓皮损的部位，不可以用热水烫洗皮疹，不可以把皮损暴露在强烈日光下。

●接触性皮炎患儿不能过度洗浴。患有接触性皮炎之后皮肤会出现瘙痒的症状，有些患儿的家长就通过洗浴的方式帮孩子缓解这种不适，但频繁洗浴对病情没有好处。正确的洗浴方法是：每周洗浴 2 次，水温不能过高，否则会刺激皮损。洗浴时尽量不要使用洗浴产品，或者使用质地温和的洗浴产品，避免皮损加剧。

儿童皮肌炎能治愈吗

大多数皮肤病只会让人们的皮肤不适，但有一种皮肤病不但会让皮肤发炎，还会让肌肉发炎。这就是皮肌炎。

儿童也会被皮肌炎盯上，不过儿童皮肌炎并不常见，发病率只有 4/100 万，易发年龄是 4 ～ 10 岁。

有个 6 岁的女孩感冒后反复低热，上眼睑和额头上长出紫红色的皮疹，还有关节疼痛的症状。她的妈妈原本以为这是感冒引发的普通皮肤病，当我告诉她孩子得了皮肌炎后，她是又吃惊又害怕。

"什么？皮肌炎？我的孩子还那么小，以后可怎么办呀？"这位妈妈听说过皮肌炎的危害性。

"您不用过于担心。皮肌炎虽然难治，但只要积极配合治疗，并不影响正常生活的。"

"是吗？我怎么听说得了皮肌炎就活不了几年呢？"这位妈妈一脸担忧地说。

"那是重症患儿才会出现的情况，您的孩子处于皮肌炎早期，完全是可以治愈的。"

其实，这位妈妈说的没错，几十年前皮肌炎的治愈率非常低，约 20% 的患儿在 10 年内就会患上尿毒症，直至不治身亡。不过，现在医疗技术很发达，只要早诊断、早治疗，约 85% 的患儿都能存活 10 年以上，部分患儿的生存期甚至超过 30 年，能像正常人一样生活、学习、工作。

皮肌炎是个慢性子，从起病到病发往往要数周、数月甚至数年的时间，几天之内就病发的情况罕见。

皮肌炎又是个狠角色。它能让人们的皮肤发炎长出斑丘疹。比如，上眼睑皮肤出现紫红色皮疹，上下眼眶水肿，水肿严重时两个眼睑都能把眼睛遮住。此外，紫红色皮疹还会蔓延至额头、脖子、肩膀等部位的皮肤。患上皮肌炎后，患儿的四肢病变严重，双手可能变成"技工手"，即手指指垫部位的皮肤出现角化现象，不断变厚，严重时还会皲裂，与手工劳动者的手非常相似。不同的是，手工劳动者的手是在工作时不断摩擦造成的，而皮肌炎患儿的手是皮肤发炎导致的。此外，患儿的头部皮肤也会出现红色带有鳞屑的萎缩性斑块，与银屑病、脂溢性皮炎的症状很像。

同时，皮肌炎会让患儿的颈肌、咽喉肌、呼吸肌、心肌等各处肌肉发炎，出现肌无力、肌肉酸痛等症状。比如，咽喉肌发炎时，患儿可能有发音、吞咽困难的症状，有时喝水或者喝粥时，食物还会从鼻孔流出。当呼吸肌发炎时，患儿可能出现胸闷、呼吸困难、排痰不易等症状，严重时还会引发肺泡炎，出现发热、呼吸窘迫等症状。如果心肌发炎，患儿就会出现心律不齐等症状，严重时还会导致充血性心力衰竭。可见，皮肌炎对孩子健康的危害非常大。

患有皮肌炎后，皮肤症状和肌肉症状的出现顺序不分先后，有时还会同时出现，让患儿非常痛苦。

皮肌炎是怎么来的呢？现在医学界还没有查清它的病因，只知道它与遗传、免疫、病毒感染、药物以及恶性肿瘤等相关。

比如，当人体的免疫系统出现问题后会损害正常的肌肉和皮肤组织，引发皮肌炎。

当人体感染某种病毒后，机体免疫系统紊乱，皮肤、肌肉、内脏等发生病变，导致皮肌炎。儿童皮肌炎发病就与上呼吸道感染有很大关系。

恶性肿瘤也是皮肌炎的致病因，当肿瘤切除或者疾病治愈后，皮肌炎的症状也会减轻。这种情况多发于成年人。

药物也能让皮肌炎发作。临床数据显示，人们服用西咪替丁、青霉胺等药物后患上皮肌炎的概率较高。

很多患儿的家长问我："这种病该怎么治疗呢？"

皮肌炎的病程很长。治疗皮肌炎，首选的药物是糖皮质激素，症状较轻的患儿每天早晨吃 1 次即可，症状较重的每天要吃 3 次，等病情好转、症状变轻后，才能改为每天服用 1 次。皮肌炎的治疗疗程一般不低于 2 年，停药后 3 年不复发，说明病情得到了控制，停药后 5 年不复发，那么基本上就痊愈了。

鹤叔还诊治过一位重症患儿。那个孩子才上小学三年级，体内的呼吸肌、吞咽肌都出现了肌无力的症状，不但进食困难，连呼吸、咳嗽都是个难题。

对于这类重症患儿，除了要服用糖皮质激素之外，还要用免疫抑制剂治疗。

有的家长问我："治疗皮肌炎一定要用激素类药物吗？"

鹤叔理解大家的担忧，毕竟长期服用激素类药物会对身体产生不良反应。但是，患儿在皮肌炎早期或疾病发作期必须服用激素才能控制病情，而且不能自行减量或者停药，否则会导致病情反复发作。麻烦的是，皮肌炎每次复发时病情会更重，治疗起来难度也更大。所以，鹤叔提醒大家，治疗皮肌炎不能心急，减药、停药都要严格遵医嘱进行。此外，患儿病情稳定或停药后，要坚持每年春秋各去医院复查一次，以免病情反复而不自知。

鹤叔教你护肤妙方

• 很多皮肌炎患儿伴有光过敏现象，经过日晒后皮肤黏膜损伤更大。所以，孩子患皮肌炎后不能在阳光下暴晒，外出时也要做好防晒措施。

• 孩子患皮肌炎后应少吃或者不吃菠萝、香菜等增强光敏感的食物，也不可以食用海鲜等易引发皮肤过敏症状的食物。此外，要让孩子避免接触刺激性较强的化学物质，如化妆品、农药等，以免化学物质损伤皮肤，对治疗不利。

• 孩子处于皮肌炎的病情急性期时一定要好好休息，不能运动，等到恢复期时，可以听从理疗师的指导做一系列简单而缓慢的运动，以加强肌肉的强度和柔韧性。为了帮助孩子恢复健康，家长可以陪孩子一起运动，或者根据理疗师的建议为孩子做一些按摩，防止孩子肌肉萎缩。家长们需要注意的是，无论孩子处于疾病的哪一个阶段，都不能让孩子做剧烈运动，否则会增加肌肉负担，不利于病情好转。

小儿烫伤该如何紧急处理

"张大夫，我孙女脸被烫伤了，我给抹了点儿酱油，又撒了些白糖，应该不会留下瘢痕了吧？"前几天，有位奶奶带着自己一岁大的孙女来到我的诊室。看着宝宝伤口上的"调料"，鹤叔感觉甚是头痛。

这位奶奶告诉鹤叔，最近她有点感冒、咽痛，于是用开水冲了一袋金银花颗粒，因为药太烫没有立刻喝掉，就转身去厨房忙活午饭了。没想到，此时小孙女走到桌旁，伸手去够桌边刚沏好的药，水"哗"地一下子就洒到了脸上。

奶奶吓坏了，立马抱着孩子跑向厨房，拿出酱油和白糖，先在宝宝伤口上倒酱油，再撒上白糖，然后打车把孙女送到医院。

"老人家，您的操作全都是错的，开水已造成您孙女面部烫伤，再加上抹油、撒糖等操作，更加重了感染。"我说。

在日常生活中，烫伤是十分常见的小儿皮肤意外伤，好发生在家中，孩子可能被热水、热饭菜、取暖设施甚至明火烧烫伤。

当发生轻度烫伤时，宝宝皮肤上多会发红、疼痛、起水疱；严重烫伤的，皮肤上会出现水疱，周围红肿，中心部位皮肤变白甚至变黑的情况，逐渐形成溃疡，治疗所需的时间也相应要延长。

孩子出现烫伤后，家长要切记"冲、脱、泡、盖、送"五字诀。首先，要用大量干净的冷水（15℃～20℃）冲洗烫伤部位，若烫伤面积大可冷水淋浴，同时在冷水中轻轻脱去烫伤部位覆盖的衣物。之后，将烫伤部位放在冷水中浸泡约30分钟，再用干净的纱布或棉布覆盖在烫伤处并及时送医。冷疗过程中，家长们要注意保护水疱皮，避免疱皮撕脱造成创面裸露、加深、感染。

如果烫伤面积非常小，也可以在家处理。在冷疗后，迅速外用京万红软膏，使烫伤部位形成一个封闭的面，过几天伤口处会结痂。起初痂微微发黄，而后才结成黑色的厚痂。若想不留瘢，就一定不要让黑厚痂出现。结痂过程中，细菌不可避免会附在伤口处，也就是说，硬硬的黑痂下面很有可能"藏"着细菌，这就会形成痂下积脓，外面再用药也杀不死细菌，就一定会留瘢。

因此，家长务必要在伤口快结痂时抹湿润烧伤膏，烧伤膏能导出伤口里的脓，还可以抑制结厚痂。此外，要想不留瘢，每次换药时，家长要把孩子伤口表面粘的东西先擦掉，再上新药。还要注意一点，不要把伤口包得过紧。当伤口处有渗出液时，若包扎得过紧，皮肤可能将这些液体吸收回去，造成吸收性皮炎，使皮肤溃烂。

浴室和厨房是容易发生烧伤、烫伤的地方，家长应尽量少让孩子单独进入。要细心看护好自己的宝宝，让孩子远

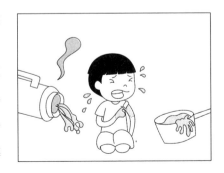

离热水、热锅、煤炉、暖气等热源，而且不要将孩子交给未成年人看护。

还有一种低温烫伤，很容易被家长忽略。它是指肌体长时间接触温度不太高的热源，致使热量蓄积而导致接触部位皮肤、皮下组织损伤。有研究表明，人体直接接触温度在 70℃左右的物体 1 分钟，或接触 60℃左右的物体 5 分钟，皮肤就可能起水疱，如果接触的时间再长一些，皮肤就会形成溃疡。低温烫伤多发生在冬季，如孩子使用暖宝宝、热水袋等发热物品时。

鹤叔教你护肤妙方

• 湿润烧伤膏除了治疗烫伤还可以治疗压疮。在做好清洁的前提下，清除了压疮上的腐肉后，抹上少许湿润烧伤膏，可有效促使皮肤恢复。

• 鹤叔特别提醒家长，不要在烫伤创面上涂抹草药、药膏、紫药水、红药水、酱油、色拉油、牙膏等，因为此类物品可能会造成伤口细菌感染、加重烧伤深度，也会影响医师对伤情的判断。

预防小儿冻疮很重要

户外是孩子快乐的天地，哪怕是一个小树枝、一朵小花，孩子都能玩得不亦乐乎、不愿回家。哪怕到了冬季，冰天雪地里，孩子们也不惧严寒，四处疯玩。然而，孩子衣服鞋袜若不小心湿了，又没有及时更换、不注意防寒保暖，此时一种冬季常见的皮肤病——冻疮，就会容易找上门。

小儿冻疮是一种由气候寒凉引起的局部皮肤反复红斑、肿胀性伤害，多见于耳郭、面部等冬季皮肤暴露在外的部位。一般在气温低于5℃以下，相对湿度在60%以上更容易发生冻疮，症状可延续1～2个月，直至天气转暖才痊愈。次年冬天，一些患儿的冻疮会在原部位复发。

冻疮的症状表现为暗红色边界不太清楚的局限性充血性斑块，并伴有肿胀、疼痛、发痒，有时还会有发麻或烧灼样感觉，遇热感觉会更为明显。症状严重者可能会出现水疱、溃疡。

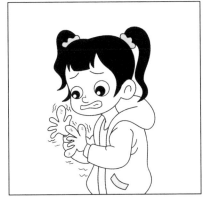

有专家表示，小儿患冻疮与个人体质有关，有些宝宝的皮肤血管对寒冷特别敏感。此外，贫血、营养不良、缺乏运动、手脚易出汗的小孩，很容易被冻疮"盯"上。

不少家长把寒冷的气温当作致病"真凶"，这只对了一半。导致冻疮的发生，还有另一个因素——潮湿。一般来说，在干冷极寒的北方，小儿并不容易发生冻疮，反而是南方冬季湿度大的地区，冻疮发生率较高。

明白了这一点，家长们就知道了，要想孩子远离冻疮，除了要防寒，还要"避湿"。冬季孩子出汗后或沾水，一定要尽快为其更换衣物，远离湿冷环境。鹤叔特别提醒，冬天孩子洗手、洗脸、洗澡后，要记得及时彻底擦干。尤其是脚趾，这是最容易被家长忽视的部位。

冬季外出时，家长要给孩子戴好手套、围脖、口罩，尽量减少皮肤暴露在外。而且，鞋袜不要太紧，以避免局部长期受压，导致血液循环不畅，易导致冻疮出现。如果孩子手脚容易出汗，家长可在其鞋垫、手套内撒一些爽身粉，降低湿度。

而最有效的预防方式是提升孩子的抗寒能力，加强体育锻炼，如跑步就是很好的有氧运动。体质较弱的孩子，可以先从快步走、散步开始。其次，给孩子提供的食物，要含有充足的脂肪、蛋白质和维生素，保证身体有足够热量。

如果孩子已患过冻疮，就应格外注意保暖防湿。室内温度最好能保持 15℃以上，相对湿度 50% 左右。凡手套、鞋袜等保暖用品，要宽大、松软、干燥。

鹤叔教你护肤妙方

●在咨询医师的前提下，患儿可服用当归四逆汤治疗冻疮，起到活血温阳益气的作用。具体处方为：当归15克，桂枝12克，白芍10克，细辛、通草、甘草各6克，大枣8枚。水煎服，每天1剂，早晚分服，7剂为一个疗程。一般服药1～2个疗程即可痊愈。

宝宝摩擦黑变病严重吗

洗白白，是很多妈妈给孩子洗澡时，爱说的儿语。可是，如果洗澡洗不对，很可能把"洗白白"变成了"洗黑黑"。

在抖音上常有家长问鹤叔，孩子的脖子、膝盖、小腿、胳膊肘怎么总是黑黢黢的，明明洗澡时很用力搓过了，咋还越发黑了呢？

问题就出在"用力搓"上，用力过大或反复对皮肤进行揉搓，可能导致摩擦黑变病，典型症状就是皮肤变黑。

摩擦黑变病病因至今仍是一个谜，但其与用力搓澡的关系已被专家确认。本病主要是由局部皮肤受到强大摩擦压迫等机械刺激所致，多发生在洗澡用浴巾或化纤类搓澡巾用力摩擦的人身上。难怪本病的日本名字是"尼龙浴巾黑变病"，直接把搓澡工具冠到了大名上。此外，遗传是致病因素之一。

摩擦黑变病患儿的主要表现是躯干和四肢骨关节隆突处出现褐

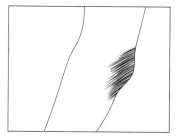

色色素沉着，且多发生在锁骨、胫前、项背部、四肢外侧和臀部等部位。体形消瘦的年轻女性是常见患病群体，男性患儿比较少见，得本病的儿童也不少见。患处表面通常光滑无疹，患儿一般不会有疼痛感，仅会微微觉得有点痒。

如果停止搓澡1周后，孩子皮肤变黑的情况有所改善，那就基本可以断定孩子得了摩擦黑变病，不过还需要专业医师进一步确诊，以防有其他问题出现。麻烦的是，这种摩擦变黑一旦出现，就很难消退，甚至会终身存在。目前，针对摩擦性皮肤黑变的治疗方法，主要包括磨皮或激光疗法，但预后效果不稳定。

治疗难度大，那么我们就要格外小心，千万不能让孩子出现"洗黑黑"。预防的方法也很简单，就是控制搓澡力度，别太用力！

此外，要给孩子用儿童专用洗护用品，洗澡时不要使用粗糙的清洗剂，更不能用磨砂膏。涂抹时，手法也要尽量轻柔，冲洗的时候控制水温和冲洗力度。平时孩子穿的衣服材质，也最好以纯棉为主，麻等手感粗糙材料制成的衣服，要少给孩子穿，以减少衣料对皮肤的磨损。

鹤叔教你护肤妙方

•过度洗浴会消灭皮肤表面的有益菌群，降低人体抵御外来病菌的能力。此外，过频洗澡反复冲走身上的保湿油脂，还会破坏水油平衡，造成皮肤干燥。因此，鹤叔建议天热时，每天最多洗一次澡，天气凉爽时每周洗1～3次澡。

•洗澡时的热水会对皮肤产生很大的刺激性，宝宝洗澡温度最好控制在37℃～40℃。此外，洗澡时间越长，皮肤受到的伤害就越大，鹤叔建议洗澡最好不要超过15分钟。

"淹脖子"可不是一件小事

初夏时节，天气一热，不少宝宝的脖颈处会出现小红疹子，有的孩子还会溢出脓水，并伴有异味。这就是我们常说的"淹脖子"，学名为擦烂，又叫间擦疹、擦烂红斑。

其实，不只是脖子，腋窝、腹股沟、大腿间、阴囊，只要是皱褶处的皮肤都有可能出现擦烂。皱褶处的汗液不易挥发，局部湿热，此处皮肤的角质层被浸软，加之经常被摩擦，就容易形成皮肤炎症。

擦烂常见于新生儿和肥胖婴儿，夏季是其高发期，皮肤不注意清洁、气温炎热是主要病因。

疹子初起时，擦烂患儿皮肤呈潮红肿胀或暗红色斑，随后会出现糜烂、渗液，还可会有瘙痒、灼热或疼痛等感觉。同时，患处容易被细菌、真菌感染，感染后会出现脓性分泌物，并伴有臭味。炎症明显者可伴发淋巴结炎，重者可有水疱和浅溃疡，病情持续时间

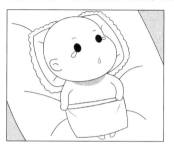

更长。因此，家长不要觉得"淹脖子"是小事，不注意就会出大问题。

在家护理时，家长要每天用温水清洁患处，谨慎起见，恢复期间暂时不用沐浴露、洗面奶等洗护用品。清

洁后，要用毛巾蘸干患处，保持皮肤干燥、清洁。平时，要让患处多暴露在空气中，不要总是折在肉里面，要时不时"翻"出来。

此外，室内温湿度不能太高，最好保持在26℃左右，适时开空调。要给孩子穿轻薄、吸汗的衣服，出汗浸湿后，要及时更换衣服。可以用汗巾将间擦部位隔开，并及时更换棉布，也可使用炉甘石或痱子粉等隔离，保持患处干燥。

如果是轻症，一般这样处理症状就可以得到缓解。如果症状较重，如出现丘疹、浸渍、渗出、糜烂，则最好在医师指导下进行治疗。

要想预防擦烂，首先要控制体重，不能太胖；其次，室内温度不能太热，空调该开就要开，有些老人迷信小孩儿不能开空调，结果给孩子闷出一身疹子；最后，要保持皮肤清洁，孩子如果吐奶、流口水，要及时擦去污渍，以免其残留在皱褶，洗澡时要特别注意清洁皮肤皱褶处。

鹤叔教你护肤妙方

● 鹤叔不建议给小婴儿使用粉剂，以免结块摩擦引起溃烂，可以选用紫草油或水剂去痱产品、霜剂、软膏。

● 治疗擦烂，鹤叔推荐一个方法：涂标准黄连素水，一看到红疹就擦，疹子基本当天就消退。倘若患处有脓液，就在500毫升标准黄连素水里加10毫升碘伏，涂这种混合药剂；如果患处瘙痒、肿胀，可在混合液中加半支乐肤液（学名为哈西奈德溶液）。

孩子摔破皮会留瘢吗

孩子活泼好动，磕碰难免会发生，摔破后家长就会担心，宝宝皮肤是否会留下瘢痕和色素沉着。

"张大夫，你给看看，孩子两个月前把两个小腿都摔破了，伤口比较大，目前有色素沉着，您看会不会留瘢呢？女孩子以后要穿裙子，我怕影响孩子外观形象。"几个月前，一位宝妈带着 5 岁大的女儿来到我的诊室。

经过仔细检查，我发现孩子皮肤的皮纹和正常皮肤的一样，只是颜色有一点差异。"这种情况下是不会留瘢的，您放心吧。"我对宝妈说。

人体皮肤分为表皮层、真皮层、皮下组织，会不会留瘢和伤口大小无关，与受伤深度有关。如果只损伤到表皮层，就不会留瘢，也不会沉积色素；若伤及真皮层或皮下组织，大概率就会留瘢。

如果孩子被蹭掉一层皮，皮里渗出了点血丝，只要没有明显的出血，就说明只伤到了表皮层，这种情况就不会留瘢。因为血管在真皮层里，而小血丝是埋在表皮层里的，这种情况伤口通常一个月（28天）就能长好。可是如果出现"哗哗"地持续流血，这可能就是伤到了真皮层，大概率是要留瘢，而瘢痕一旦形成，皮肤基本不可能恢复原样。

若想孩子身上不留瘢，就要尽量减少受伤，可是这很难避免，即便是成人也难保不会磕磕碰碰。因此，学会正确的伤口处理方法尤为关键，鹤叔这就教给各位家长。

首先，家长应仔细查看伤口，查看是否存在骨折等内伤。如果伤口面积很大或伤口很深，就及时就医，不要延误病情。如果伤情不严重，家长要对孩子的伤口进行清洗、消毒。有家长觉得，冲洗伤口可能把伤口洗得更大，或是因为怕孩子疼就不洗，殊不知认真清洗伤口是避免留瘢、促进伤口愈合的基础一步。如若粉尘、煤灰等有颜色的颗粒残留在皮肤内，就会形成非常难看的粉尘染色。

消毒的重要性自不必多说，这是避免留瘢的关键。有时虽然伤口只在表皮层，如果后期没有护理好引发感染，就会导致真皮下层的破坏、表皮无法再生，只好由肉芽组织增生填补缺损，如此就肯定会留瘢。

其次，伤口结痂后，要耐心等待其自行脱落，不要让孩子用手抠。不少孩子会因为好奇或结痂处发痒，忍不住把痂皮强行抠下去。但在此时，尚在修复的表皮细胞还未完全长好，没有了硬痂的保护很容易形成瘢痕和色素沉着。个别时候会不小心把刚刚长出的表皮细胞也带掉了，还会刺激局部产生炎症反应，阻碍伤口愈合。

另外，鹤叔特别提醒各位家长，不要轻信网上一些所谓的"网红祛疤膏"，它们可能是抗生素，不仅不能祛瘢，还会影响孩子发育，一定要在专业人士指导下安全用药。

鹤叔教你护肤妙方

●伤口愈合时，结痂处可能会很痒，有些家长会用热水烫、醋熏等方法给孩子止痒，这样做是非常不科学的，起不到促进愈合的目的，反而会刺激局部毛细血管扩张、肉芽组织增生而形成瘢痕。

●结痂时，家长可引导孩子将注意力转移至别处，小一点的孩子，家长可为其缝制纯棉小手套，防止孩子用手抓挠伤口。

宝宝冬季皮肤易皲裂

　　每年一入冬，家长们除了怕孩子着凉，另一担心就是宝宝皮肤干燥。

　　呼呼的冷风里，长期暴露在外的小脸总是挂着两团"高原红"，原本细嫩的皮肤变得有点粗糙，甚至出现了皲裂，对于这样的情况家长们多数不陌生。此外，孩子嘴唇更是"重灾区"，除了干，还出现了裂纹，严重的还会流血。

　　寒冬对宝宝皮肤的杀伤力，为何如此之大呢？且听鹤叔给各位家长慢慢道来。

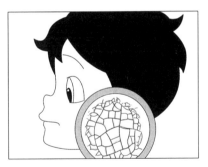

　　冬季气候寒冷干燥，宝宝皮下汗腺汗液分泌就会变少，皮肤水分蒸发速度加快。此外，由于宝宝皮肤角质层远比成人薄，皮肤屏障功能发育也不完善，"锁水"能力弱且容易"失水"。"内忧外患"之下，家长们只要稍不注意，干燥、皲裂、泛红、发痒就通通找上宝宝。

　　此外，有些家长或许没想到，饮食也与冬季皮肤皲裂有关。如果给宝宝吃了太多辛辣、过咸、干燥的食物，就会容易让皮肤干燥。

这是因为摄入过多盐分会增加水分消耗，而辣椒会使皮肤血液循环加快，身体发热、排汗增加，同样会带走体内水分。

还有部分宝宝的皮肤干燥，是由于代谢速度下降所导致的。入冬后，随着气温下降，人体新陈代谢速度有所放缓，皮脂腺油脂分泌也逐渐减少，导致皮肤表皮细胞更新过程延长。

此时，家长们首先要做的，是给宝宝皮肤做好保湿、修护工作，给他们抹上保湿乳液，避免他们的皮肤长期处于缺水和屏障受损的状态。

其次，要找到导致皮肤出问题的"罪魁祸首"，之后对症下药。看是因为不注意保湿、饮食、作息，还是其他原因。如果孩子使用酒精等消毒用品频繁洗手，过度清洁导致皮脂受损，皮肤就会出现干、痒、红等问题。

鹤叔建议，在给孩子洗手、洗脸时，要尽量减少使用肥皂或药皂；洗后要立即擦干，并涂上保湿霜，保护皮肤的滋润；平时要多做一些室外运动，经常摩擦手、脸等身体部位，活动手足关节，促进血液循环，增强皮肤的耐寒能力。

此外，平时还要注意膳食平衡，在荤素搭配的基础上，可给孩子吃些富含维生素的食物，如禽蛋、乳制品、大豆、胡萝卜、绿叶蔬菜等，促进皮肤上表皮生长，防止皲裂。

一旦宝宝皮肤出现皲裂，可以用鱼肝油丸涂擦患处，每晚睡前涂 1 次，1 周左右即可见效。

鹤叔教你护肤妙方

● 怎么给宝宝选冬季护肤保湿产品呢？鹤叔建议，家长们可以注意如下 3 点。首先，要尽量避免香精、色素、酒精这类易刺激的成分；其次，要选择富含油脂的产品，帮助皮肤锁水；最后，如果该产品添加了修护舒缓成分，如角鲨烷、神经酰胺、尿囊素等，就再好不过了，其可有效修护肌肤受损屏障。

那些让家长们纠结、担心的事儿

婴儿要不要剃胎毛

我国很多地方都有给满月的婴儿剃胎毛的习俗，长辈们会把婴儿的头发、眉毛剃光，认为这样可以让孩子的头发和眉毛长得乌黑浓密。其实，这种说法并没有科学依据，决定宝宝发质、发量的是营养、遗传基因等因素，与是否剃胎毛没什么直接关系。

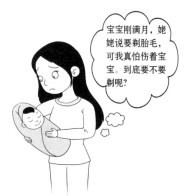

胎毛是婴儿在母体内长出来的保护自己的毛发，随着婴儿的出生和成长，它们会慢慢自行掉落，宝妈们不用急着"拔毛助长"。如果大家盲目给孩子剃胎毛，还有可能导致孩子毛囊受损，诱发各种皮肤疾病。

一次，有个宝妈抱着刚满月的孩子来诊室看病，一进门就难过地说："医生，我的孩子才刚满月，头皮上怎么就有一片片的红斑呢？"

我一看，孩子的头发都被剃光了，露出红一块、白一块的头皮。很明显，这是剃胎毛造成的。

"您的孩子是由于剃胎毛不当引起的头皮皮脂腺感染。"

"感染？严重吗？早知道就不听老人的意见，乱给孩子剃胎毛了！"宝妈又生气又自责。原来，孩子的胎毛是家中的老人剃的，当时孩子哭闹不止，老人一不小心就剃伤了孩子的头皮。事后宝妈没有及时给孩子的头皮进行清洗和护理，几天后孩子的头皮就感染了。

"不算严重，只要用清水给孩子洗头，保持头皮干净清爽，很快就会痊愈了。"我赶紧安慰她。

鹤叔要提醒家长们，给婴儿剃胎毛不能太随意。婴儿头皮的厚度只有成人的1/2，十分娇嫩，如果剃胎毛的人不够专业，或者剃头工具不卫生，都有可能让细菌侵入孩子的头皮，引起头皮发炎，严重的还会影响孩子头发的生长，导致脱发。

有人会说，剃胎毛是咱们老祖先几千年传承下来的习俗，难道就没有一点道理吗？

祖先传承下来的习俗当然有一定道理，但要根据具体情况而定。比如，宝宝出生在夏季，天气湿热，如果宝宝的胎毛过于浓密，头皮很容易出湿疹。这种情况下，鹤叔建议家长们帮孩子剃胎毛，但不能剃光头，而是把宝宝的头发剪短，既可以避免湿疹，又保护了孩子的头皮。

有个宝宝的头皮长了湿疹，宝妈为了让孩子凉快一些，就给宝宝递了个光头，谁知弄巧成拙，剃伤了孩子的患处，引发了更严重的皮肤感染。如果宝宝的头皮长湿疹了，家长尽量不要给孩子剃光头，只需把孩子的头发剪短即可。

古人云"天生我材必有用"，胎毛也很有用。在冬天，它能给宝宝的头皮保暖，避免宝宝受凉感冒；在夏天，它能降低紫外线、灰尘等对宝宝头部皮肤的伤害，促进宝宝头部皮肤的正常发育。所以如果没有特殊情况，家长们就不要随意给宝宝剃胎毛了。

鹤叔教你护肤妙方

● 第一次给宝宝理发，家长们要选择细心又专业的理发师，还要注意理发工具是否经过清洗、消毒。当然，家长们也可以购买婴儿理发工具，亲自上阵给宝宝理发，但一定要小心谨慎，不能弄伤宝宝的头皮。

● 给宝宝剃完胎毛后，家长们要经常用清水给宝宝洗头，让宝宝的头皮保持清洁干爽，既能避免各种皮肤疾病，也能促进宝宝头发的生长。

● 家长想让宝宝的头发乌黑浓密，就要增加宝宝的营养，好好护理宝宝的头皮，频繁给宝宝剃头是没有效果的。

婴儿头上的黄色油痂要不要洗

在抖音上，有不少家长私信或留言问我，刚出生几个月的宝宝，头上总有一层黄色油痂，这是什么东西？要不要把它洗掉？

仅凭几句话，鹤叔虽然不敢完全肯定，但大多数情况下，家长口中的"黄色油痂"，很可能是脂溢性皮炎的产物。

脂溢性皮炎又叫乳痂或头垢，常见于出生 3 个月以内的宝宝。这种皮肤炎症发作，通常需要 3 个条件：第一，皮肤油脂过度分泌；第二，皮肤油脂促使细菌大量繁殖；第三，细菌和它的排泄物刺激婴儿皮肤，继而引发皮炎。

针对上述 3 个环节，鹤叔给出一个组合药方：在 500 毫升水中放上 5 片黄连素（减少油脂的分泌）、10 毫升碘伏（学名为聚维酮碘）（可以有效杀菌）、5 毫升乐肤液（学名为哈西奈德溶液）（能消除皮炎）。用这个混合液一天抹患处 5 次，一般坚持涂 4～5 天后，"黄色的油痂"就会消失不见了。

看到宝宝头皮上油腻腻的，一些家长忍不住要用手去抠，这是最要不得的举动。鹤叔这里提醒各位家长，千万不能用手去硬抠或用梳子硬梳乳痂，这些"暴力"手段会使宝宝娇嫩的头部皮肤受损，继而可能引发感染。

有的新手家长觉得，长个乳痂不是什么大问题，可以不用去管它。诚然，对于多数宝宝来说，乳痂可能会在刚出生几个月内出现，到 6～12 个月时自动消失，家长们确实可以"选择性地忽略"。不过，在有些特殊情况下，这些黄色油痂也会对健康造成影响。

举例来说，有的宝宝乳痂比较硬，而且紧贴囟门，这就会影响囟门伸缩的缓冲功能。若此时，孩子颅内压突然增高，受限的囟门就不能有效缓冲高压。此外，如果患儿出现脱水（囟门凹陷）、颅内压增高（囟门饱满膨胀），而此时乳痂覆盖住囟门，就可能导致医师不能及时发现这些病症，以致影响后续治疗。

此外，有些家长担心黄色油痂会不会反复出现。

各位家长放心，宝宝的乳痂一经消失，基本不太可能再出现。在乳痂脱落时，为了更友好地"斩草除根"，家长可用水给宝宝轻轻地洗洗头，但是千万不要过度，否则会进一步刺激宝宝的油脂腺分泌油脂。

鹤叔教你护肤妙方

• 在外观上，有的乳痂与湿疹长得有些像，家长在护理前，要首先辨认长在头顶的是否为湿疹，再进行相应的处理。如果是湿疹，就一定要避免使用热水或肥皂触碰患处，以免加重病情。

• 宝宝头上黄色油痂去掉后，最好用温水将婴儿头皮洗净，尽量不用洗发用品，以免刺激头皮，然后用毛巾擦干头皮。洗后家长用毛巾盖住婴儿头部，直到头发干透，以免宝宝受凉。

新生儿要不要晒太阳

宝宝出生后没多久，有些老人就想带着孩子出去晒太阳，因为晒太阳不仅能补钙，还能去黄疸。这样的说法真的对吗？

补钙，恐怕是家长对宝宝晒太阳最深的误解了。晒太阳是不能直接补钙的，紫外线照射到皮肤上，人体可以合成一部分维生素 D，而此种维生素可促进钙的吸收。不过，通过晒太阳获得维生素 D 非常有限。有实验表明，就算孩子连续晒够 12 小时，也满足不了孩子成长一天所需维生素 D 的量。要想切实补钙，最好的办法就是，每天补充维生素 D 制剂，新生儿一般每天摄入 400 单位就可以了。

同样，也不推荐晒太阳去黄疸。诚然，晒太阳确实能降低新生儿体内胆红素水平，但这需要孩子赤裸身体、长时间暴晒才能起到作用。可刚出生的宝宝，皮肤非常娇嫩，若长时间暴晒，皮肤很可能会出现损伤。其实，大多数宝宝的黄疸都属于生理性的，多吃多拉才是去黄的良策，并不需要使劲晒太阳。

说了这么多，新生儿到底需不需要晒呢？有部分观点认为，其实没有必要给新生儿晒太阳。鹤叔提醒，如果特别想带孩子出来，最好等到孩子出生 3 周以后，而且不能直接到室外暴晒，绝对不能让阳光直射宝宝，最好选择有阳光露出的树阴处。

刚开始晒的时候，时间太短、晒的部位要少，逐渐增加晒的时长和范围。鹤叔建议，按照以下顺序给新生儿晒太阳：最初2～3天，可从脚尖晒到膝盖，每天5～10分钟即可；随后可将范围扩大至大腿根部，时长不变；接着可去除尿不湿，晒一晒肚脐，时间控制在10～15分钟；最后可以晒晒后背，时间不要超过15分钟。晒太阳的同时，记住给孩子补充水分，如果孩子流汗了，需用柔软的温湿毛巾进行擦拭。

晒太阳的时间，最好选择早上8～10时，紫外线强度较弱的时段，此时空气中氧含量高，更适合带宝宝晒太阳。新型冠状病毒肺炎疫情期间，如果不方便把孩子抱下楼晒，可以将宝宝置于婴儿车，把车推到阳光照射处，此时特别注意保暖，离窗户近孩子容易受凉。

若宝宝再大一点儿，可以延长户外活动时间，增加与阳光接触的机会。不过，家长们一定要给孩子做好防晒，比如戴遮阳帽、穿浅色长衣长裤、用防晒指数高的婴儿车等。

鹤叔教你护肤妙方

• 孩子若出现晒伤，在最初的半小时，一是用手头一切凉的东西给皮肤降温；二是用标准黄连素水冷湿敷；三是薄薄抹一层去炎松（学名为复方醋酸地塞米松乳膏）或艾洛松（学名为糠酸莫米松乳膏）。如此，多半的患儿不会出现更严重的日光疹。

• 孩子皮肤经过一次曝晒，至少未来2周会又干又皱，此时要大量地抹面霜，一定要用专业婴儿面霜，添加剂会加重晒伤部位的疼痛感。

宝宝"胎记"要不要去除

很多宝妈发现，自己的孩子一出生屁股或者大腿上就长了一大块形状不规则的青色或者蓝灰色斑块。有的宝妈以为这是胎记，可是随着孩子渐渐长大，这块"胎记"却不翼而飞了。有的老人说："这些青斑可是孩子的福气，青斑长在不同的地方，福气就不一样。"有的人却认为，这些青斑是不祥的征兆，是"阎王爷"给孩子掐出来的印记。鹤叔可不相信民间的这些说法。

新生儿臀部、骶尾部出现的青斑其实是一种色素斑，是皮肤里面的色素细胞沉着堆积形成的。这种色素斑医学上称为蒙古斑，不会影响孩子的健康，即便不治疗也能在孩子五六岁之后慢慢退去。

有人问我："蒙古斑是蒙古族身上才长的斑吗？"当然不是。准确地讲，这种斑应该叫"黄种人斑"，因为它通常出现在黄种人的皮肤上。在我国，蒙古斑的发生率非常高，大约90%的新生儿都有，有的婴儿只有一块，有的婴儿可能有几块甚至十几块。不过好在这些斑块大都长在屁股、大腿和后背上，并不影响孩子的美观。

蒙古斑只是色素斑的一种。色素斑可是一个庞大的"家族"，包括先天性色素斑和后天性色素斑。我们常说的胎记大都是先天性色素斑，比如长在额头、眼周、鼻子、颧骨等部位的太田痣。

太田痣的个头较大，有的是灰蓝色，有的是黑色，有的是灰褐色等，斑片颜色大都不太均匀，而且边缘界限不清晰，有的是片状，有的是网状。随着孩子年龄的增长，斑片的颜色还会加深，会影响孩子的美观。

那么，它是怎么形成的呢？当孩子还是个胚胎时，黑素细胞会随着胚胎的发育渐渐向表皮移动，可是这些黑素细胞没能成功穿过表皮，最终只能留在真皮内，渐渐病变为颜色较深的太田痣。

太田痣极少会发生恶变，但它的出现也给孩子带来健康隐患。临床数据显示，大约2/3的太田痣患儿都存在同侧眼睛病变的现象。比如，有的孩子左眼周围有太田痣，左眼巩膜就容易长出褐色斑点，有时角膜等部位也会产生色素斑。因此如果孩子有太田痣，家长要及时带孩子去医院做详细的检查，看看孩子的眼睛、鼻子、口腔等部位是否有病变反应。

除了胎记，先天性色素斑还包括获得性太田痣，也就是颧部褐青色痣。这种色素斑也是天生的，但症状会在孩子出生后数年甚至数十年后才出现。

比如，有个男孩刚出生时并没有色素斑，直到15岁时颧骨部位的皮肤才长出一些灰蓝色的色素斑点。如果患儿激素失调或者长期受到阳光照射，这种色素斑的颜色还会不断加深。这种色素斑具有遗传性，家长的面部长有获得性太田痣，孩子也有可能长，而且位置很相似。

有的家长问我："医生，孩子脸上的获得性太田痣能去除吗？"

鹤叔想说，获得性太田痣和太田痣都可以用激光去除，但一次性很难去除干净，可能要重复治疗 3～5 次。对孩子的健康而言，去除色素斑弊大于利。

先天性色素斑还包括牛奶咖啡斑、雀斑等。牛奶咖啡斑的发生率很高，而且大约 20% 的患儿在儿童时期就出现症状了。这类色素斑大多长在躯干和面部皮肤上，会随着孩子的身体变化逐渐变大，而且会永远与孩子相伴。牛奶咖啡斑无须治疗，但数量超过 6 个，大小超过 1 厘米，会增加发生神经纤维瘤的概率。如果孩子日后长出一串串的纤维瘤，可以去医院切除。但它们的生命力比较顽强，如果护理不当很有可能复发。

后天性色素斑包括黄褐斑、黑变病等，它们都是受后天因素影响出现的色素斑。比如黑变病，它是人们的皮肤受到暴晒、化妆品刺激、药物刺激等情况下出现的黑色素沉着症。再如黄褐斑，也就是人们常说的"肝斑"，这种色素斑多发于成年女性。一旦女性出现妊娠、情志不畅、月经紊乱、睡眠不足等情况，体内雌激素代谢降低，内分泌失调，面部皮肤就会长出黄褐斑，看起来暗淡无光。如果宝妈们受到黄褐斑的困扰，就要考虑调节自己的雌激素代谢水平了。

无论是先天性色素斑还是后天性色素斑，它们的恶变概率约为百万分之一，对孩子的健康没有太大影响。如果家长们认为色素斑的存在影响了孩子的美观，考虑将其去除掉，那也只能等到孩子成年后再处理了。

鹤叔教你护肤妙方

• 大多数色素斑都要避免阳光暴晒，因为阳光会加速皮肤内黑色素的沉着，让色素斑的颜色更深、面积更大。

• 外伤容易导致色素斑恶变，要尽量避免孩子长有色素斑的皮肤部位受到挤压、摩擦等。

• 要避免孩子触碰劣质化妆品等刺激性较强的物品，否则很容易诱发后天性色素斑。

孩子脸上的痦子要不要除掉

一天，有位宝妈带着 5 岁的女儿来诊室找我，说："医生，我女儿一出生脸上就有两个痦子，现在痦子越长越大，太难看了，我们想把这两个痦子去掉。"

据这位宝妈所讲，她已经带着孩子跑了好几家医院了，医师们都建议她不要着急去除孩子脸上的痦子。鹤叔的意见也是如此。

痦子医学上称为色素痣，是由痣细胞组成的良性新生物，又叫痣细胞痣、黑素细胞痣，是真皮黑素细胞的良性肿瘤，每个年龄段的人都会长痦子。

痦子一般不会威胁我们的健康，但是如果痦子尤其是大痦子长到了脸上，却会降低我们的颜值，所以一些面部皮肤长痦子的人就想把它们清除掉。

成年人脸上长了痦子，可以通过冷冻、激光等方法去除。但有时一次性无法清理干净，还要反复治疗，容易引起痦子恶化。有的人采取涂抹药物的方法去除痦子，效果也不尽人意，而且反复涂抹药物还会刺激痦子发生恶变。

如果孩子长了痦子，我们皮肤科医生通常不建议大家采用以上方法去除。因为孩子的皮肤免疫力相对较弱，无法承受冷冻、激光治疗带来的巨大刺激，稍不注意就会留下瘢痕，这些瘢痕会随着孩子的成长而变大，十分影响美观。此外，孩子的皮肤受到强刺激后，还有可能引发癌变，给孩子的健康带来巨大的伤害。这就是因小失大了。所以，鹤叔建议家长们不要急着去除孩子脸上的痣子，在其不损害孩子健康的情况下，等孩子成年后再去除也不迟。

根据痣细胞的分布部位，痣子分为 3 种：皮内痣、交界痣和混合痣。

皮内痣是从真皮内长出来的痣子，生长缓慢且个头较大，很常见也很安全。它们是一颗颗圆圆的高于皮肤表面的黑色痣，有些皮内痣的表面还长着毛发。这种痣子是不需要去除的。

交界痣是从表皮和真皮的交界处长出来的痣子，是一些颜色较深且不高于皮肤表面的小黑痣，痣子表面大都没有毛发。这种痣子存在一定的危险性，如果痣子突然变大，颜色变深，或者周围的皮肤有破损、疼痛、流脓等情况，说明痣子可能发生恶变，要及时去医院检查并去除。

混合痣就是长得既像交界痣又像皮内痣的痣子，它们颜色较深但高于皮肤表面，有的混合痣上也有毛发。这种痣子大多长在孩子身上。

痣子是有生命的，它们也会经历出生、成长到衰老的过程，而且有些痣子在成长的过程中还会发生变化。比如，有的痣子一开始是小小的交界痣，长着长着就变成了混合痣，后来又变成皮内痣。

皮肤表面的痣子那么多，我们如何辨别哪些容易恶变，哪些不需要处理呢?

　　鹤叔在这里教大家一招。判断痦子是否恶变只需要 5 步。第 1 步,看大小。普通痦子直径大都小于 5 毫米,而恶变的痦子直径大都超过 5 毫米。第 2 步,看颜色。普通痦子大都是黑色、褐色或者棕黄色的,颜色比较稳定;而恶变的痦子颜色会在短时间内突然发生变化,有的颜色变深了,有的变浅了,还有的变成蓝色等。第 3 步,看边缘。普通痦子的边缘是光滑的、清晰的,一眼就能看到痦子的轮廓。恶变的痦子边缘不清晰,没有规则的轮廓,有的甚至和周围的皮肤混合在一起,根本看不清边缘在哪里。第 4 步,看对称性。普通痦子几乎是对称的,而恶变的痦子形状不规则,无论从哪个方向看都不对称。第 5 步,看变化。普通痦子常年不变,也没有任何痛痒的感觉。恶化的痦子会不断发生变化,而且很可能在短期内发生巨变,周围的皮肤也会出现瘙痒、溃疡等症状。

　　此外,长在人们脸上的痦子大多都是"好痦子",至少没有危害性,但是长在手掌、口唇、脚底等部位的痦子就是潜在的危险分子了。因为这些部位的皮肤经常受到摩擦,痦子受到长期、反复摩擦后很可能发生恶变,导致黑素瘤的形成。所以我们皮肤科医生一般会建议大家及时去除长在这些部位的痦子。

　　总而言之,如果痦子没有威胁我们的健康,我们大可不必理会,但如果它成为我们的健康隐患,就要立刻消灭它。

鹤叔教你护肤妙方

●反复摩擦可能导致痦子的恶变，所以家长要尽量给孩子穿宽松舒适的衣物，以免衣服频繁摩擦有痦子的皮肤部位。

●外伤可能引发痦子恶变，所以家长要提醒孩子不能乱挤、乱抠痦子，也不要让长有痦子的皮肤部位受伤。

●如果孩子的痦子必须去除，那么家长就要细心呵护孩子术后的皮损部位。术后2天之内伤口处不能沾水，为了防止伤口感染细菌，可以用止血贴护住伤口，但要勤换止血贴，保持伤口处的干燥透气。2天之后可以用清水清洗伤处，但要及时用干燥、柔软的毛巾擦干，而且力度要轻。术后伤口会慢慢结痂，不能用手去抓、抠，要等皮痂自然脱落，否则可能留下瘢痕。此外，孩子术后尽量避免流汗过多，如果汗液浸染伤口，容易导致伤口发炎、感染细菌。

新生儿长"马牙"要不要管

大多数家长都知道，孩子出生 6 个月左右开始长牙，3 岁之前乳牙几乎全部长齐。可是，有的孩子出生一两个月就冒出"牙齿"了，这是怎么回事呢？

一次，鹤叔在户外散步，无意中听到几位宝妈在聊天。一位宝妈又惊讶又欣喜地说："我家孩子肯定不缺钙，还不到 2 个月就长出牙齿了！"其他几位宝妈也跟着附和，都在感叹这个孩子"长牙真早"。我听后十分无奈，一个多月的婴儿怎么可能长牙呢，就算长了也是"马牙"。

作为一位医生，即便不是坐在医院的诊室，我也有义务把这个医学小常识告诉几位宝妈。不可思议的是，这几位宝妈还是第一次听说"马牙"这个名词，都问我，"什么是马牙？"

马牙又叫板牙，医学上称为上皮珠，是孩子牙龈边缘长的一些小白点。它是怎么形成的呢？婴儿出生 6 周左右形成牙板，牙板是乳牙胚生根发芽的地方。孩子渐渐长大，乳牙胚也就慢慢离开牙板变成牙齿，此时牙板会自行断离并被口腔皮肤吸收。可是，有的牙板没被吸收掉，而是在口腔内形成上皮细胞团，并逐渐增生角化，变成牙床上的一些黄白色小颗粒，看起来就像一颗颗小牙齿，也像一颗颗小珠子。这就是马牙。

马牙可不是真正的牙齿，其内部结构与牙齿大相径庭，不能用来啃咬、咀嚼食物。马牙虽然不是牙齿，但也不是疾病，只是乳牙在生长时出现的伴发现象而已。

有的宝妈担心马牙会影响孩子吃奶，甚至阻碍乳牙的发育。鹤叔很负责任地告诉大家，马牙根本没有这个能力。孩子在吮吸乳汁时，牙床频繁受到摩擦，马牙很快就会被磨掉。此外，马牙也不会给孩子带来明显的不适感，只有少数婴儿会出现局部口腔黏膜发痒的情况。如果情况不严重，家长们也无须采取任何干预手段。

一些有经验的老人说，用蘸着淘米水的纱布擦马牙，可以让孩子的牙齿长得又快又好。这种说法是没有科学依据的，至少鹤叔不知道其中的道理。婴儿的口腔黏膜分泌的唾液量较少，口腔自洁能力不强，如果用没有消过毒的纱布擦洗马牙，很可能引菌入口，导致口腔黏膜受到感染，引发各种口腔疾病。

有的家长分不清马牙和鹅口疮。一次，有位宝妈抱着孩子来看病，说孩子的嘴里长了鹅口疮。我掰开孩子的小嘴一看，牙龈处的确有几个小白点。我用消毒棉签轻轻擦拭这些白点，白点没有一丝反应。于是我告诉这位宝妈："这不是鹅口疮，而是马牙。"

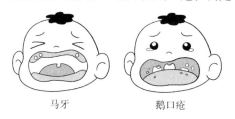

马牙　　　　　　鹅口疮

新手家长照顾孩子很不容易，如果大家积极学习一些有关婴儿的健康常识，就能少一分担忧，少走一些弯路。

鹤叔教你护肤妙方

• 预防孩子患上口腔疾病，最好的方法就是保持孩子的口腔卫生。家长可以给孩子喝少量的清水，清洁效果较好。此外，无论孩子是否长马牙，家长们都不需要特意帮孩子擦洗牙龈处，以免擦伤口腔黏膜引发口腔炎症。

• 新生儿马牙一般不需要处理，但是如果马牙太大影响孩子吃奶，就要及时带孩子去看医师。一般情况下，医师会想办法将马牙刺破，把里面的物质清理干净，等到伤口愈合了，马牙就会消失。鹤叔要提醒大家，千万不能私自给孩子"动手术"，否则可能导致孩子的口腔黏膜发炎或感染细菌，引发更严重的疾病。

婴儿大理石样皮肤要不要治疗

有个孩子出生后把家人们吓了一跳，因为她全身都是青紫色的网状条纹，看起来就像一块人形大理石。孩子的爸爸紧张地问鹤叔："我家孩子是得了什么怪病吗？"

鹤叔安慰他说："这是大理石样皮肤，又叫先天性泛发性静脉扩张，虽然看起来有点吓人，但是随着孩子慢慢长大，这些条纹也会消失的。"

孩子的家人听了这话才放下心来。

那么，孩子的皮肤为什么会出现青紫色的网状条纹呢？这种疾病的病因很复杂，但新生儿的病因大都是生理性和先天性两种。

生理性大理石样皮肤是孩子对低温的生理反应，很多儿童乃至成年人都有这种现象。当孩子处于低温的环境时，血管内的血液流动速度变慢，渐渐出现血管缺氧的现象，于是皮肤表面就出现了网状斑纹。不过这种情况是暂时的，只要身体变温暖，症状就会渐渐消失，而且患儿不会产生不适感。很多喜欢穿短裙、短裤的成年女性在低温环境中也会出现这种情况。

先天性大理石样皮肤是孩子的皮肤内的毛细血管和小静脉先天性发生扩张，血液流动速度缓慢且出现缺氧现象引起的皮肤问题。

血液本来是红色的，但缺氧后颜色会变深，所以皮肤表面就出现了青紫色或者紫红色的网状条纹。因为是先天性的病症，所以孩子一出生或者出生几天后皮肤就出现网状斑纹，当孩子觉得冷或者哭闹时症状会加剧，严重时皮损部位还会出现皮肤萎缩、坏死、溃疡等情况。这种疾病并不罕见，新生儿发病率大约是 1/3000。

先天性大理石样皮肤早期不需要治疗，大多数患儿在 2 岁之内就会好转。但是家长们要多加观察，如果孩子的病情加重了，比如皮肤网状条纹上出现溃疡等，就要及时带孩子就医。此外，如果孩子 2 岁之后症状仍然持续，家长也要及时带孩子去看医师。针对这种疾病，医院可以采取脉冲染料激光进行治疗。

大理石样皮肤有全身泛发性的，也有局限性的。局限性的大理石样皮肤很可能导致患儿身体或者肢体不对称。

有个孩子出生时只有右腿出现紫红色条纹，长到 4 个多月时皮损没有加重，身体也没有其他不适，但是两条腿的粗细有细微差别，孩子左腿的肌肉组织明显比右腿的肌肉组织更结实。如果症状一直发展下去，孩子长大后可能出现双腿大小、长短不一或者形状不同的情况。

倘若孩子出现这种情况，鹤叔建议大家不要着急，先以观察为主，等到孩子 10 岁左右再去骨科接受有针对性的治疗。

由此可见，本病不仅损害皮肤，还可能导致患儿骨骼发育不良。据临床数据显示，本病的并发症还有先天性青光眼、静脉曲张、智力低下等。所以，孩子出生后如果有大理石性皮肤，家长们要及时带孩子去医院检查身体，看看孩子是否患有其他并发症，做到早知道、早预防、早治疗。

鹤叔教你护肤妙方

●保暖可以预防和缓解大理石性皮肤，所以家长要注意调节室温，让孩子在温暖舒适的环境中成长。在户外时，家长也要根据户外温度及时给孩子增减衣物，太冷会加重孩子的病情，太热又会给孩子捂出痱子。

●大理石样皮肤是血液流动缓慢导致的，所以要给孩子穿宽松的衣服，以免衣服太紧阻碍血液循环，导致病情加重。

●孩子患有大理石样皮肤，家长要阻止孩子抓挠皮损部位，同时避免刺激患处，否则病情有可能恶化。

●提高抵抗力有利于病情好转。家长平时可以多带孩子进行户外活动，积极锻炼身体。

孩子的耳屎要不要掏出来

孩子耳朵里的耳屎到底能不能掏？要怎么掏？相信不少家长都碰到过这个问题。一些家长想给宝宝耳部进行清洁，但又怕不小心伤害孩子的耳道，左右为难。

老百姓所说的耳屎、耳垢，医学上称为耵聍。耵聍是由耳道皮肤腺体自行分泌出来的一种灰色、橙色或淡黄色的蜡质分泌物，同时还混有灰尘和皮屑。它的主要成分为 60% 的角蛋白，12% ～ 20% 的饱和或不饱和脂肪酸、醇类、角鲨烯，以及 6% ～ 9% 的胆固醇组成。

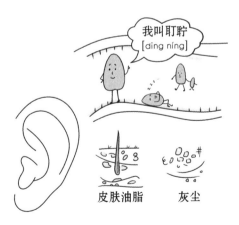

皮肤油脂　　灰尘

有的耵聍比较干，有的则比较湿，我们又称之为"油耳朵"。小朋友外耳道的状态也不一样，有的比较窄，有的则相对宽。耳道若比较宽大，耵聍则容易自行排出。若比较狭窄，耵聍就容易被困在其中。

一般人都觉得耵聍是"坏东西"，其实它的存在也有一定积极意义，它具有润滑保湿、保护耳膜、抗菌、防噪声和自洁等作用。一般情况外耳道会有正常的新陈代谢及自洁作用，家长就不要掏耳朵了。

不过，有的家长看到宝宝的耵聍，好像不太容易排出，就会拿着棉签去掏。市场上还专门有所谓"儿童专用棉签"，比一般棉签要小很多，更容易伸进宝宝的耳道。其实，这样的风险非常大。

倘若掏耳朵不当，可能会造成外孩子耳道损伤或将耵聍推入更深的外耳道引起耳痛、耳堵甚至听力下降。其次，频繁掏耳或会引起肉眼难以看见的隐性破损导致感染。如果诱发霉菌感染，耳内会瘙痒剧烈，让人坐立难安。如果掏耳时不小心刺伤耳膜，则可能引起听力下降甚至中耳炎。

虽然不当掏耳朵危害如此严重，但耵聍还是需要定期处理的，倘若耳屎本身团块比较大，导致小朋友觉得不适，或者使得听力受到影响，哪怕电视机开很大声、老师讲课很大声，他也可能听不清楚，长期下去，甚至会因此影响孩子的语言功能和智力发展。此时，鹤叔建议家长如需要带孩子去医院，请专业耳鼻咽喉科医师进行清理，千万不要自己乱掏。

鹤叔教你护肤妙方

• 孩子耳朵若因进水导致湿疹，可将碘伏（学名为聚维酮碘）和乐肤液（学名为哈西奈德溶液）混合（配比2：1），用细棉签沾上混合液，在外耳道快速轻转一圈，每天3～5次。倘若出现流脓淌水，自己就不要处理了，需赶快就医。

• 夏天一到，很多家长会带孩子去游泳。如果孩子的耳朵容易感染，家长应将每次游泳的时间控制在1小时以内。另外，孩子在游泳时应该佩戴耳塞，游泳结束后应立刻用医用棉球将耳朵擦干。尽量不要使用棉签，因为它坚硬的顶端极容易滑进耳道，甚至刺伤鼓膜。

孩子长了鸡皮肤该怎么办

鸡皮肤，是很多女性朋友难言的痛。一到夏天，这些皮肤上疙疙瘩瘩的人，恨不得把自己装进"套子"，以防旁人异样的目光。

不过，你可能不知道，一些鸡皮肤发病于儿童时期，很多孩子也有鸡皮肤。

在外界刺激时，我们常会起鸡皮疙瘩。鸡皮肤在形态上和鸡皮疙瘩很相似，因此而得名。但鸡皮疙瘩在一段时间后就会消失，鸡皮肤却十分顽固。

鸡皮肤是民间的说法，医学上称为毛周角化症，又叫毛发苔藓、毛发角化病，是一种常见的慢性毛囊角化性皮肤病。据统计，世界上有约一半的人深受"鸡皮肤"困扰。鸡皮肤既不会让人产生痛痒感，也不会发生病变，只是严重时会使毛孔呈暗红色，皮肤更易干燥。

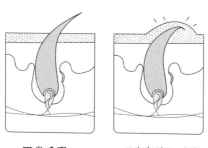

正常毛囊　　→　　"鸡皮肤"毛囊

鸡皮肤的形成，主要是由于毛囊周围角质增厚，角质未能正常剥落，从而形成角栓，堵塞毛孔，形成一个个皮肤表面的凸起。这些凸起的小疙瘩里，可能含有一根或多根扭曲的毛发。

　　上臂的外侧、腿部、背部、颈部和脸颊两侧，都是鸡皮肤可能出没的地方。有些患儿两腮皮肤颜色较深且较粗糙，也属于鸡皮肤的一种。

　　这么恼人的鸡皮肤，究竟是怎么找上孩子的呢？

　　有些鸡皮肤形成受遗传因素影响，它属于先天的、来源于基因，属于一种常染色体显性遗传的皮肤病，患儿后代也有可能是鸡皮肤。有些鸡皮肤则是后天形成的，多数是因为缺乏维生素 A 或者皮肤过干所导致的。部分患儿会因为新陈代谢缓慢，而引起鸡皮肤。

　　鸡皮肤大多出现在儿童期，青春期发病率最高。通常来看，鸡皮肤患儿到 30 ～ 40 岁后，其症状会逐渐减轻，但不会完全消失，即本病难以去根。

　　鸡皮肤外表看着粗糙，其实非常"玻璃心"，外界稍微刺激它一下，其就能长出厚厚的角质层，甚至演变为其他皮肤病。

　　因此，家长要控制孩子，不让患儿去抠皮肤上的小疙瘩，否则容易导致皮肤受损，使毛孔周围的组织水肿，毛孔开口变得更小，更容易堵塞，产生粉刺、毛囊炎等问题。此外，抠破小疙瘩很容易留下黑色素沉积，让本来就不美观的皮肤"雪上加霜"。

　　同时，皮肤湿润才会令鸡皮肤"怕"，所以要注重皮肤保湿。经常抹润肤乳，能避免皮肤干燥，防止水分蒸发，减少角质生成。另外，给孩子洗澡时，最好不要用碱性过强的香皂和沐浴乳，而应使用婴幼儿专用洗护用品。水温不要过热，避免洗掉过多的油脂。平时也可以口服维生素 A，或多吃富含维生素 A 的食物，以保持皮肤滋润。

鹤叔教你护肤妙方

●如果鸡皮肤长在患儿胳膊、大腿上，可以用一点尿素霜，可以明显减轻病情，但做不到彻底去除。如果鸡皮肤长在脸上，一遇热就发红，那就可以在尿素霜里加一点点艾洛松，但是只能用一周，不红了就换成普通的尿素霜。

●有家长向鹤叔反馈，抹了几天尿素霜后，鸡皮肤疙瘩中间出现了小黑点。不用担心，这其实是好事，说明被堵塞的毛孔被疏通了，里面被压成一团的汗毛露出来了。

新生儿黄疸正常吗

新生儿大都是白白胖胖的，但有的孩子却像"小黄人"一样浑身发黄，这就是新生儿黄疸。

有个婴儿出生后第 3 天小脸开始发黄，宝妈以为是营养不良，有经验的奶奶却看出来这是黄疸。奶奶急忙找来儿科医师给孩子诊断。医师掀开襁褓查看一番，发现孩子只是面部皮肤有点儿发黄，身上、四肢的肤色都很正常。医师告诉他们，这是症状很轻的生理性黄疸，不用治疗，一般 1 周左右就会自行消退。

新生儿为什么会变成"小黄人"呢？这还要从他们的胎儿时期说起。

胎儿在母体内无法用口鼻呼吸，他们所需的氧气是从胎盘和脐带传输过来的血液中吸收的。血液中负责运输氧气的是红细胞，所以胎儿体内的红细胞比较多。胎儿出生后，开始依靠肺从空气中吸收氧气，身体对红细胞的需求降低了，有一部分红细胞只能"被迫下岗"。"下岗"后的红细胞只能自行消失，但在消失前会释放出大量血红蛋白。血红蛋白经过分解变成了橙黄色的胆红素，如果婴儿肝脏代谢胆红素的能力不足，皮肤就变成黄色了。

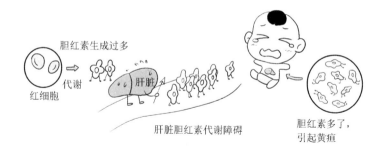

胆红素生成过多

代谢

红细胞

肝脏

肝脏胆红素代谢障碍

胆红素多了，
引起黄疸

很多新生儿出生 1 周内都会出现黄疸，家长们不用过于焦虑，但要学会观察孩子的皮肤状态，判断黄疸的程度。比如，婴儿只有面部发黄，属于轻度黄疸；婴儿身体发黄，是中度黄疸；婴儿四肢、手足发黄，那就是重度黄疸了。

新生儿黄疸包括两种，一种是上文所说的由于新生儿胆红素代谢异常引起的生理性黄疸，另一种是疾病导致的病理性黄疸。当婴儿患有新生儿溶血病、胆道畸形、新生儿肝炎等疾病时，出生之后就容易患上病理性黄疸。这种黄疸的危害较大，严重时甚至会损伤新生儿的神经系统，我们一定要及时带孩子就医，把伤害降到最低。

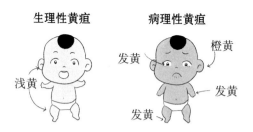

生理性黄疸　　　　**病理性黄疸**

橙黄

发黄

浅黄

发黄

发黄

有的宝妈曾问我："到底该怎么区别病理性黄疸和生理性黄疸呢？"

鹤叔教给大家一个方法：一看时间，二看病程，三看病情。

先看时间。生理性黄疸在孩子出生两三天后出现，而病理性黄疸要么在孩子出生一天后就出现，要么在孩子出生1周甚至好几周后才出现。

再看病程。生理性黄疸的病程较短，一般7天左右就会消退；病理性黄疸的病程较长，足月儿半个月才会消退，早产儿大约一个月才渐渐消退。

最后看病情。生理性黄疸病情较轻，孩子的皮肤为浅黄色，除了皮肤发黄外没有其他明显的病症，而且症状会逐渐减轻直至消退。病理性黄疸就不同了，孩子除了皮肤症状之外，还会出现精神不佳、食欲不良、过度哭闹等现象。有时病情会持续加重，或者黄疸消退后会再次出现。所以，当孩子出现黄疸时，家长们除了观察孩子的皮肤状态之外，还要关注他的饮食和精神状态。

鹤叔教你护肤妙方

• 对于症状较重的黄疸，医院一般会采用蓝光照射治疗。蓝光能让胆红素发生光化反应，帮助孩子将胆红素排出体外，加速黄疸的消退。有的医师还会给新生儿开药，但新生儿肠胃敏感，可能会对药物产生不良反应，如呕吐等。这是正常现象，家长们不用过于担心，只要随时关注孩子的病情发展，及时与医师保持联系即可。

●新生儿的胎便中含有大量胆红素。如果胎便排得慢，胆红素会被肝脏再次吸收。肝脏的代谢负担加重，从而增加婴儿黄疸的发生率，或使婴儿黄疸持续的时间较长。因此，孩子出生后，家长们要勤哺乳，让孩子尽早排出胎便。

●晒太阳能促进黄疸消退，但家长们带孩子晒太阳时要做好保护工作。首先，要避免阳光直射孩子的眼睛；其次，晒太阳要挑时间，最好是上午9时左右，下午5时左右，这两个时间段阳光的紫外线相对较弱。此外，晒太阳的时间不宜过长，上午15分钟，下午15分钟即可。鹤叔要提醒大家，晒太阳不能隔着玻璃，否则效果会大打折扣。

小儿就有头皮屑了，正常吗

头皮屑不仅是成年人的烦恼之一，还常常成为孩子们生活中的困扰。

有位父亲告诉我，他的儿子上小学五年级，成绩一直很好，但最近总嚷嚷着不想上学。他一问才知，原来同学们总嘲笑孩子是"头屑大王"。

这位父亲非常纳闷："为什么小孩子也会有头皮屑呢？"

我告诉他："头皮屑是不分年龄的。"

那么，让人尴尬不已的头皮屑是怎么形成的呢？

我们先认识一下头皮的表皮结构，最下面的是基底层，然后是有棘层、颗粒层和最表面的角质层。我们所说的头皮屑就是脱落的角质细胞。头皮每天都在进行新陈代谢，部分皮屑会在这一过程中自然脱落，但大都是直径小于 0.02 毫米的小颗粒，肉眼很难注意到。只有头皮受到刺激或者生病时，角质细胞才

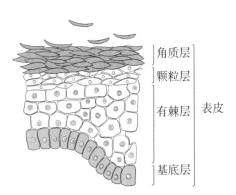

会像"雪花"一般大块脱落。

我们的头皮好比一个国家,国家的安定靠菌群、油脂和新陈代谢三位将军守护,它们之中任何一位没有守住阵地,头皮都会生病。

如果菌群失衡,有害菌们会借机攻占头皮,使头皮发炎、发痒,产生头皮屑。孩子头屑多且有脱发的症状,大多是头皮感染真菌导致的。

如果油脂分泌过多,头皮毛囊会被堵塞,从而引发脂溢性皮炎、毛囊炎等疾病,刺激头皮屑大量产生。青春期的孩子头皮屑较多,就与激素分泌异常导致的脂溢性皮炎有密切的关系。

倘若新陈代谢太快,头皮表面的角质层会像缺乏营养和水分的土壤,变得干燥、稀松,容易脱落变成头皮屑。很多孩子的头皮屑都是这个原因导致的。

皮肤疾病也会让孩子产生头皮屑。比如,有的孩子只是单纯的头皮屑较多,没有头皮瘙痒等症状,有可能是银屑病、石棉状糠疹、湿疹等皮肤疾病引发的。

除了这些内因,部分外因也有可能导致孩子头皮屑较多。

有个小学三年级的女孩一入秋就长头皮屑,用了各种去屑洗发水都没有效果。女孩的妈妈以为这是皮肤疾病引起的,就带着孩子来诊室找我看病。

我检查了女孩的头皮,发现并没有感染细菌、真菌,只是头皮比较干燥,而且头屑并不多,也不是大片的雪花状。

"您的孩子是不是每年秋冬才出现头皮屑,春夏一般没有?"

"对呀！几乎每年都是这样。"

"这种情况不用担心，只是头皮干燥引起的。让孩子使用滋润头皮的洗发液，平时多喝水就可以了。"

还有很多患儿的家长咨询我："我家孩子的头皮屑非常顽固，该怎么治疗呢？"

鹤叔经过不断尝试，研究出一套治疗头皮屑的秘方：在洗发水中加入两滴碘伏（学名为聚维酮碘），如果宝妈担心碘伏的刺激性较大，可以把碘伏换成纯中药的洁尔阴洗液，混合后给孩子洗头，用几天就会改善头屑问题。当这个方法不管用，而且孩子的头皮很痒时，说明孩子的头皮屑多半是真菌感染引起的，可以把洗发水、洁尔阴洗液和 5 滴乐肤液（学名为哈西奈德溶液）混合后洗头。有位宝妈反映，她用这种方法给孩子洗了 4 次头后，头皮屑就乖乖消失了。

如果孩子的头皮屑是真菌感染导致的，而且以上方法的效果都不佳时，可以使用硫黄皂洗头，或者在洗干净的头发上涂抹适量加水稀释后的硫软膏，并用毛巾将头发包起来，等半小时后再冲洗干净，连用 3 天就会见效。

鹤叔要提醒大家，以上的方法并不适用于所有人，儿童更要酌情使用。所以，当孩子头屑皮较多时，家长们要带孩子去正规医院的皮肤科就诊，对症下药效果才会立竿见影。

●有人反映，用碘伏治疗头皮屑后出现头皮红肿的现象，这是碘伏浓度较高导致的。建议家长给孩子使用浓度较低的碘伏，或者减少碘伏的用量。如果调整使用方法之后效果依然不佳，就要更换治疗方法了。

●保持头皮清洁有助于治疗头皮屑。夏季，孩子洗头的频率应保持在1天1次或者2天1次，冬季最少3天洗1次。洗头的水温也要适当，大约40℃即可。水温过低无法溶解头部皮肤的油脂和污垢，导致清洗不干净，给头皮健康埋下隐患。水温过高会刺激头皮，破坏发质，提高脱发的风险。

●更换洗发水可以改善头皮屑。有的孩子头部皮肤较干燥，需要使用偏酸性洗发水，即pH值小于7的洗发水。这类洗发水可以让孩子的头皮更滋润，减少头皮屑。

如果孩子的头部皮肤比较油腻，可以用偏碱性洗发水，即pH值大于7的洗发水。这类洗发水去污、去油能力较强，可以改善头皮油腻的情况。但是，我们的头部皮肤环境呈弱酸性，长期使用碱性洗发水会破坏头皮环境，导致头皮更油、头屑更多。所以，当孩子的症状改善后就要及时换为酸性洗发水。

儿童掉头发正常吗

掉头发是很多中年人的烦恼，可是现在，连孩子们都加入脱发大军了。

有位宝妈发现女儿掉头发的数量比以前多了，于是焦虑地致电我，说："我家孩子才 5 岁，怎么就开始掉头发了？"

我摸着自己稀疏的头发，说："每天大概掉多少根呢？"

"大概 40 根吧。"

"别担心，只要每天掉的头发数量不超过 100 根，就属于正常的新陈代谢。"我告诉这位宝妈。

那么，头发会什么会掉呢？这和毛囊的生长周期有关。每个毛囊都要经历 3 年的成长期，3 周的退化期和 3 个月的休止期，然后再重新进入成长期，周而复始地工作着。

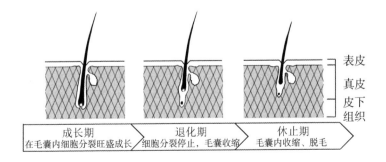

鹤叔用老板管理企业的思维向大家解释一下掉头发的问题。

我们的头部皮肤好比一个大企业，皮肤中的毛囊就是企业的员工。这个企业约有十万名员工，每天有几十个员工正常轮休，其他员工按部就班地工作，并不影响企业发展。可是，企业的老板也就是头发的主人发现这个问题后，四处花钱请人给员工们治"懒病"。有的老板为了催促休假的员工上班，还用上了含有生姜等刺激性物质的洗发液、生发剂等。毛囊们受到强烈刺激，不但不会心甘情愿地回到工作岗位，还会一气之下撂挑子不干了。于是，那些休假的毛囊就萎缩了，我们的头发也就很难再长出来了。

更可怕的是，正在办理休假手续的和正在工作的毛囊也受到了强烈刺激，纷纷宣布罢工，于是头发大量掉落，形成脱发。简而言之，只要孩子每天掉落的头发不超过100根，就不需要治疗。

一次，有位宝妈抱着四个月大的孩子来看病，孩子的后脑勺有一大块头皮不长头发。宝妈问我："医生，我家孩子是脱发了吗？"

我告诉她："这不是脱发，而是枕秃，等孩子长大一些就好了。"

婴儿的枕秃是怎么形成的呢？婴儿大部分时间都躺在床上，后脑勺长时间与枕头接触，经常出汗、瘙痒。婴儿太小不懂得抓挠，就通过来回摇头的方法减轻后脑勺皮肤的不适感，于是，受到频繁摩擦的部位就没有头发了。这种情况也不需要治疗，等到孩子能够坐立、自由活动之后，头发就会慢慢长出来。

很多宝妈向我反映，他们的孩子出现了斑秃症状，头上露出一小块或者几小块圆形斑片状头皮。斑秃是小儿脱发最常见的症状之一，往往会突然发生，大多数医师认为这是孩子缺乏营养和微量元素导致的。治疗斑秃的根本方法是帮孩子补充营养，让孩子摄入丰富的钙、锌等微量元素。当孩子吸收了更多营养，斑秃区就会慢慢长出头发了。

有的孩子脱发严重，也许是头部皮肤感染真菌、寄生虫等引起的。真菌进入头皮后会直接破坏毛囊，或者损伤头皮形成瘢痕，使毛囊渐渐消失，导致脱发。

有个小朋友掉头发很严重，我发现部分皮肤已经变成粉红色，而且有脱屑的症状。

"平时觉得头皮痒吗？"我问他。

"嗯，经常痒，一出汗就更痒了。"

这就是典型的真菌感染型脱发。治疗这类脱发，最有效的方法是尽早找到病因，对症下药，同时要经常给头皮做按摩，促进头皮血液循环，让毛囊渐渐恢复健康。

有些疾病也会导致孩子掉头发。比如，当孩子甲状腺功能紊乱时，会出现贫血症状，血液中负责配送营养的红细胞减少，毛囊就会感到"饥饿"，无法牢牢地稳固头发，从而引起脱发。此外，甲状腺功能紊乱也会让孩子情绪起伏较大，导致头皮立毛肌收缩，血液循环不畅，从而引起掉发。如果孩子掉发严重，家长要及时带孩子去医院治疗，以免耽误病情，影响孩子的颜值和心理健康。

不要问鹤叔如何生发，因为鹤叔也是"脱发一族"的元老，而且是遗传性脱发。不过，鹤叔一直秉持着"既脱发之则安之"的心态快乐生活。

●用对洗发水才能护理头皮和头发。首先，家长给孩子使用的洗发水要质地温和，否则会刺激毛囊，引起掉头发。此外，洗发水要经常更换，最好准备两三种轮流使用，或者隔2个月左右换一次洗发水，这样可以把头皮和头发清洗得更干净，让头皮和头发更健康。

●补充钙和铁可以缓解脱发。家长要让孩子多吃含钙、铁丰富的食物，比如豆类、蛋类、鱼类、菠菜、香蕉等。如果孩子头发干枯，就需要补充植物蛋白，玉米、黑芝麻、大豆等食物中就含有丰富的植物蛋白。

●正确梳头发也能护理头皮。家长在给孩子梳头时要尽量顺着头发生长的方向梳理，这样可以促进头部皮肤的血液循环，有益头发健康生长。

婴儿眼周发青是怎么了

皮肤是人体健康状况的"照妖镜"。有的皮肤病只是皮肤的疾病，但有的皮肤病其实是身体疾病的反应。所以，当孩子的皮肤出现问题时，我们千万不能掉以轻心。

有位宝妈在给一个多月的孩子喂奶时，发现孩子的眼周发青，就像"熊猫眼"一样。起初她没有在意，以为孩子只是睡眠不足。可是经过一段时间的观察，她发现孩子每天都能睡大约 18 小时，睡眠明明很正常，为什么会有黑眼圈呢？

后来她抱着孩子来诊室找我，我发现孩子不但眼周发青，连嘴唇的脸色都有点儿深，这很可能是孩子的呼吸系统或者心脏出了问题。

"您的孩子不是皮肤问题，应该去儿童内科就诊。"我告诉宝妈。

"是什么大问题吗？"宝妈紧张地问。

"这个需要内科医师告诉您，我只能向您保证，孩子的皮肤没有问题。"

看着宝妈忧虑的神色，我也无能为力，只希望孩子能平安健康。

婴儿眼周发青并不罕见，原因也非常多。比如，家族中某位长辈的眼周颜色较深，孩子遗传了这种"熊猫眼"特质，天生就眼周发青。

此外，我们眼周的静脉血管很多，静脉血是青紫色的，而婴儿眼睑部位的皮肤很薄，血管透过皮肤，让皮肤看起来发青发紫，这属于正常现象。如果婴儿没有出现呼吸、食欲、睡眠等方面的问题，那么宝妈们大可放心。

如果孩子眼周发青，而且夜间经常惊醒啼哭，需要宝妈抱在怀中安抚才能入睡，那么孩子可能受到了惊吓。孩子的神经系统尚在发育，比较脆弱，很容易受到外界环境的惊扰，宝妈要尽量让孩子避免各种因素的惊吓，恰当安抚孩子的情绪。

孩子眼周发青也有可能与外伤相关。比如，孩子的眼部或者前额受伤，就会造成眼周发青。如果孩子的症状发生在磕碰之后，建议宝妈们尽快带孩子去看医生，确定孩子眼周发青是否属于外伤淤青，然后进一步调理改善。

有的婴儿眼周发青，是身体疾病引发的，宝妈们不可忽视。

比如，有的孩子眼周发青与缺氧息息相关。当孩子的呼吸系统发育不良，或者呼吸功能受阻，孩子就会缺氧，导致眼周发青发紫。

有个宝妈带着两个多月大的孩子来就诊，宝妈说，孩子眼周发青，时不时打喷嚏，睡觉时还鼻塞。

"可能是变应性鼻炎引起的。"我告诉她。

"鼻炎怎么会影响皮肤的颜色呢？"宝妈非常惊讶。

"鼻炎会导致孩子眼眶周围的皮下静脉血液循环回流不畅，而静脉血颜色较深，所以眼周就会发青。"我解释给她听。

"那怎么治疗呢？"

"当然是釜底抽薪了！先治好孩子的鼻炎，鼻炎消失了，皮肤问题也就解决了。"

有的孩子眼周发青，还与心脏功能不健全有关系。而心脏有问题的孩子，除了眼周，鼻子、口唇周围也会发青发紫。

有的孩子脾胃虚弱、食欲不振，不按时、按量喝奶，营养无法满足身体的需求，也会出现眼周、口周发青的情况。这类婴儿还有皮肤发黄、身体消瘦的症状。

孩子眼周发青，通常不是大问题，但宝妈们依然要仔细观察孩子的精神状态、饮食状态等，不能放过任何一个有隐患的细节，这样才能呵护孩子健康成长。

鹤叔教你护肤妙方

●如果您家孩子的"黑眼圈"是熬夜熬出来的，您可要好好帮助孩子调整作息时间，让孩子保持充足的睡眠，否则会引发其他健康问题。

●如果孩子的"黑眼圈"是外伤造成的，可以用冰敷的方法帮助孩子消肿。冰敷时不要把冰袋放在孩子的眼睛上，而是放在孩子眼睛周围。

●想改善孩子的"黑眼圈"，就要避免孩子长期揉搓眼眶，否则会导致眼周局部色素沉着，加深"黑眼圈"。

小儿色素失调症如何应对

有个女宝宝出生 3 个月后身上突然长出很多黄色水疱，妈妈十分担忧，连忙带着孩子来医院治疗。

"医生，我的孩子是得了色素失调症吗？"宝妈着急地问。

我仔细观察孩子的皮肤，发现孩子的水疱症状已经有所缓解，但是身体上出现一些疣状凸起斑块，斑块表面还有角化现象，的确有可能是小儿色素失调症。色素失调症又叫色素失禁症，这种病虽然有明显的皮损，但本质上并非皮肤病，而是一种具有遗传性的基因病。

更准确地说，色素失调症是 X 性染色体基因突变引发的疾病，大多数患儿都是女孩。难道这种疾病专门伤害女孩吗？其实并非如此。我们人类有两个性染色体，男孩是 X 染色体和 Y 染色体，女孩是两个 X 染色体。色素失调症只是 X 染色体基因突变导致的，男孩只有一个 X 染色体，如果这个染色体不幸携带了色素失禁症基因，病情会非常严重，大多数男孩在胚胎时期就死亡了。一些患有色素失调症的孕妈在孕 3 个月左右突然出现不明原因的流产，就与孕育患有色素失调症的男胎有关。女孩有两个 X 染色体，无论哪一个携带了这种基因，只要另一个染色体是正常的，病情就不会太严重，能够存活下来。所以这种疾病的女性患儿较多。

"你们家族中有什么人得过这种病吗？"我问宝妈。

"是的，我就得过。"宝妈说。

如此看来，这个孩子八成是患上了小儿色素失调症，而且已经到了皮疹的第二个阶段——疣状增生期。

色素失调症的皮疹一共有 3 个阶段。

第 1 阶段是红斑水疱期。患儿皮肤表面会出现红色的风团、水疱，且皮损会排列成行地遍布患儿除面部皮肤之外的各个部位。有的孩子一出生皮肤就长出风团和水疱，有的孩子出生两三周或者两三个月后才会出现皮损症状。

第 2 阶段是疣状增生期。患儿的风团、水疱退去后，皮肤会出现角化的红色或者蓝紫色斑块，这些斑块会呈线条状排列在患儿的躯干、手背、脚背等部位，看起来就像一条条颜色较深的表皮痣。

第 3 阶段是色素沉着期。患儿的皮肤会出现形状不规则、位置不确定的色素沉着，有的颜色是蓝灰色，有的是棕色。大多数患儿的色素沉着会随着年龄的增长而渐渐退去。婴儿时期发病的患儿，大多到青春期就能痊愈，但儿童时期发病的患儿，可能到二三十岁才会恢复正常，或者一生都会带着这些色素沉着。

色素失调症不仅会引发皮肤症状，还会引起牙齿、眼睛、骨骼系统、神经系统等方面的并发症。鹤叔要提醒大家，色素失调症的真正危害不在皮肤，而在其他并发症。

有个孩子患有色素失调症，2 岁多了只长出 2 颗牙齿。有的色素失调症不但有牙缺陷，视网膜也发生了病变。有的患儿还会出现斑秃、癫痫等症状。

鹤叔就诊治过一位因色素失调症引发眼睛病变的患儿。这个女孩的皮疹好转后，我建议她的家长带她去做进一步检查，看看是否存在其他并发症，结果女孩被检查出患有视网膜血管异常增生。还好发现得及时，这位家长积极配合医生，对孩子的眼睛进行预防治疗，控制了病情的恶化。如果治疗不及时，这个孩子很有可能失明。

所以鹤叔建议大家，当孩子的皮疹得到控制后，尽量带孩子去医院检查是否患有其他并发症，而且要遵医嘱定期复查。

鹤叔教你护肤妙方

• 当孩子处于红斑水疱期时，要注意护理孩子的皮损处，避免孩子抓挠引发皮肤感染。孩子出现水疱后，可以用已消毒的注射器将水疱中的疱液抽出来，然后给孩子涂抹硼酸溶液等收敛药物。如果孩子的皮肤出现感染的情况，还要涂抹莫匹罗星软膏等抗生素软膏。此外，尽量给孩子穿宽松透气的棉质衣物，而且要勤换衣服，保持皮损处的干净卫生。

• 当孩子处于疣状增生期时，可以在孩子的患处涂抹维A酸软膏和尿素软膏，能起到软化角质、促进皮损好转的作用。

• 当孩子处于色素沉着期时，不必采取任何治疗手段，但要让孩子的皮肤保持清洁、湿润。